Dorothea Schneider-Siemens

Zu mehr Wohlbefinden durch Lymphdrainage

Die Körpersäfte zum Fließen bringen – entstauen, entschlacken, entgiften.

Steigerung der Abwehrkräfte bei Alltagsbeschwerden akuter und chronischer Art.

Beschwerdebilder mit Anleitungen zur Selbstbehandlung.

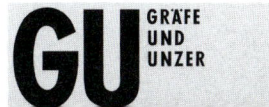

Wichtiger Hinweis

In diesem GU Ratgeber ist die Lymphdrainage in vereinfachter Form als natürliche Methode zur Entstauung, Entschlackung, Entgiftung bei Alltagsbeschwerden zur Steigerung der Abwehrkräfte vorgestellt.
Beraten Sie sich unbedingt mit einem Arzt Ihres Vertrauens, bevor Sie die Lymphdrainage in diesem Sinn einsetzen.
Bitte beachten Sie die im Text jeweils ausgewiesenen Grenzen der Selbstbehandlung sorgfältig.
Die Lymphdrainage kann keine schulmedizinisch notwendige Behandlung ersetzen. Sie kann jedoch andere Therapieformen wirkungsvoll ergänzen – muß dann aber ärztlich verordnet sein und von einem erfahrenen Therapeuten durchgeführt werden.

Inhalt

Ein Wort zuvor 5

Körper und Ganzheit 7
So wird unser Körper versorgt – der Stoffwechsel 7
Die Ernährung: »Treibstoff« für alle Lebensprozesse 8
   Die lebenswichtigen Nährstoffe 9
   Eiweißstoffe 9
   Fette 10
   Kohlenhydrate 10
   Vitamine 11
   Mineralstoffe und Spurenelemente 11
Die Verdauung – ein komplizierter Prozeß 13
   Stationen, Funktionen 13
Atmung – nicht nur Sauerstoff-Aufnahme 14
Der Blutkreislauf – über unseren »Lebenssaft« 16
   Der Weg des Blutes durch den Körper 16
Das Lymphsystem – lebenswichtig, lebenerhaltend 18
Das Abwehrsystem – Schutzschild unseres Körpers 20
Lymphsystem und Gesundheit 22
Störungen im Lymphsystem 24

Lymphdrainage – was ist das? 26
Lymphdrainage als ärztlich verordnete Therapie 27

Aktiv werden – gesund bleiben 29

Wissenswertes für die Praxis 31
Grenzen der Selbstbehandlung 31
Grundsätzliches zur Ausführung der Lymphdrainage 32
Behandlungsregeln 32
Griff-Technik 33

Beschwerdebilder von Kopf bis Fuß 36
Entleerung der Halslymphknoten 36
Erste Anzeichen einer Erkältung 38
Verstopfte Nase 39
Kopfschmerzen, Migräne 40

Inhalt

Schmerzen nach einer Zahnextraktion 43
Gesichtsschwellungen 44
Heuschnupfen 46
Haarausfall 48
Ohrenschmerzen 50
Halsschmerzen 52
Infekte und Reizzustände der oberen Luftwege 54
Spannungsgefühle in der weiblichen Brust 56
Blähungen 57
Lymphstauungen im unteren Beckenbereich
(Menstruationsbeschwerden) 58
Stauungen in den Beinen, Cellulite 60
Tennisarm, Sehnenscheidenentzündung 62
Arthrose 64
    Hüftarthrose 64
    Kniearthrose 66
Verletzungen, Prellungen, Verstauchungen 68
Steißbeinprellung 70
Brüche 71
Nervosität, Konzentrationsschwäche, Schlafstörungen 72

Zum Nachschlagen 74

Beschwerden- und Sachregister 74
Bücher, die weiterhelfen 79
Adressen, die weiterhelfen 80

Ein Wort zuvor

Die Lymphdrainage ist, wie der Name schon andeutet, eine Massagemethode zur Beeinflussung unseres Lymphsystems. Im Vordergrund dieser Behandlung steht die Anregung des Lymphflusses und damit die Anregung der Selbstreinigungs- und Selbstheilungskräfte unseres Körpers.

Entwickelt wurde diese Methode in der ersten Hälfte unseres Jahrhunderts von dem dänischen Biologen Dr. Emil Vodder, der nach langen Studien über den Zusammenhang zwischen Lymphe und Gesundheit zu der Überzeugung kam, daß ein gut funktionierendes Lymphsystem entscheidend zu unserem Wohlbefinden und zur Erhaltung unserer Gesundheit beiträgt.

Wichtig für Wohlbefinden und Gesundheit

Dr. Vodder entwickelte eine Massagemethode zur Anregung des Lymphflusses, die er »Lymphdrainage« nannte. Um Ihnen zu erklären, wie er zu dieser Bezeichnung kam, muß ich ein wenig vorgreifen.

Lymphe ist Gewebsflüssigkeit; diese klare Flüssigkeit bildet sich zum Beispiel in Brand- oder Druckblasen, sie tritt aus, sobald sich die Blasen öffnen. – Drainage bedeutet Entwässerung.

Das Zusammenfügen der beiden Worte »Lymphe« und »Drainage« findet seine Erklärung in der Tatsache, daß durch die Lymphdrainage überschüssige Gewebsflüssigkeit abtransportiert und unser Körper dadurch entwässert und entstaut wird.

Dr. Vodders Heilmethode wird auch »Manuelle Lymphdrainage« genannt, weil diese Massage ausschließlich mit den Händen ausgeführt wird. Manuelle Lymphdrainage und Lymphdrainage meint das gleiche; ich spreche der Einfachheit halber in diesem Buch nur von der Lymphdrainage.

Damit Sie verstehen, welch wertvolle Hilfen diese Behandlungsmethode bietet, erkläre ich Ihnen in den ersten Kapiteln dieses Buches (Seite 7 bis 25) die Zusammenhänge im Organismus und die Wirkung der Lymphdrainage auf den Körper:

Sie verbessert und beschleunigt den Lymphfluß, dadurch kommt es zu einer Entstauung der Gewebe, Stoffwechselschlacken und Abbauprodukte werden schneller abtransportiert und der Körper entlastet.

Ein Wort zuvor

Selbstheilungskräfte anregen

Die Lymphdrainage trägt sowohl zur Aktivierung des Stoffwechselgeschehens bei als auch zur Entstauung gestauter Gewebe und zur Linderung der dadurch aufgetretenen Beschwerden.
Die Selbstbehandlung mit der Lymphdrainage gibt Ihnen die Möglichkeit, eigenverantwortlich die Selbstheilungskräfte Ihres Körpers zu unterstützen und damit Ihre Gesundheit zu festigen. Auch bei Alltagsbeschwerden können Sie sich wirkungsvoll selbst helfen.

Die anregende Wirkung dieser Massage sollten Sie mit Hilfe von ebenso einfachen wie sinnvollen Maßnahmen unterstützen. Im Kapitel »Aktiv werden – gesund bleiben« (→ Seite 29) habe ich Ihnen diese Maßnahmen zusammengestellt. »Wissenswertes für die Praxis« (→ Seite 31) informiert Sie auch über die Grenzen der Selbstbehandlung und über die Grifftechniken, die Sie für die Behandlung kennen sollten.
Im Behandlungsteil des Buches (Beschwerdebilder von Kopf bis Fuß, → Seite 36) erfahren Sie, bei welchen Beschwerden Sie die Lymphdrainage anwenden können, und wie die Massage durchgeführt wird. Auch über die Dauer und die Intensität der Behandlung werden Sie informiert.

Bitte halten Sie sich an die Grenzen der Selbstbehandlung, die jeweils klar ausgewiesen sind.

Die Möglichkeiten der Lymphdrainage als ärztlich verordnete Therapie-Maßnahme sind auf Seite 27 dargestellt.
Machen Sie sich bitte vor einer Behandlung mit allen Erläuterungen vertraut. Mein Anliegen war es, Ihnen die Lymphdrainage als einfache, natürliche Möglichkeit der Selbsthilfe zugänglich zu machen.
Ich möchte mich bei meinem Lehrer Dr. Emil Vodder bedanken, der mich diese tiefgreifende Heilmethode gelehrt hat, ebenso bei Dr. Asdonk und bei Renate Puleo, bei denen ich meine Kenntnisse vertiefen konnte, sowie bei Dr. Walter Kaphahn, der die Erarbeitung meines Manuskripts begleitet und es vor Drucklegung durchgesehen hat.

Bescheid wissen – vor der Behandlung!

Körper und Ganzheit

Unser Organismus: ein »Kunstwerk«

Zunächst gebe ich Ihnen einen kleinen Einblick in die komplexen Vorgänge und Zusammenhänge des »Gesamtkunstwerks« Organismus. Nur mit Hilfe dieser Erläuterungen können Sie verstehen, welche Bedeutung das Lymphsystem für unseren Stoffwechsel hat und warum die Lymphdrainage eine so wertvolle Möglichkeit zur Erhaltung und zur Wiederherstellung unserer Gesundheit bietet.

So, wie ein Orchester nur dann harmonisch klingen kann, wenn alle Instrumente und alle Musiker aufeinander eingestimmt sind, müssen auch alle Lebensvorgänge in unserem Körper aufeinander eingespielt und abgestimmt sein, um ein harmonisches Ganzes zu ergeben. Von dieser Harmonie erfahren Sie auf den folgenden Seiten.

So wird unser Körper versorgt – der Stoffwechsel

Alle Lebewesen, und damit auch wir, stehen mit ihrer Umgebung in einem ständigen Stoffaustausch. Er besteht in der Aufnahme flüssiger und fester Stoffe (Ernährung, Resorption), in Gasaustausch (Atmung), Transport (Kreislauf), chemischem Umbau (Zellstoffwechsel) und in der Ausscheidung (Exkretion) von Stoffen.

Gesamtheit der Lebensprozesse

> Diese Vorgänge in unserem Körper – Aufnahme, Umbau, Verwertung und Ausscheidung von Stoffen – bezeichnet man als den Stoffwechsel.

Zugeführte Stoffe werden mit Hilfe des aus der Luft aufgenommenen Sauerstoffs im Körper zu Kohlendioxid und Wasser abgebaut; dabei wird Energie frei. Unser Körper braucht diese Energie zur Aufrechterhaltung aller Lebensprozesse – zum Aufbau neuer Körpersubstanz, für Bewegungsvorgänge in den Muskeln und für die Tätigkeit der Nervenzellen.

Die Aufnahme von Stoffen, unsere Ernährung also, möchte ich Ihnen genauer erklären.

Die Ernährung: »Treibstoff« für alle Lebensprozesse

Der Körper braucht Energie

Unser Körper braucht Energie, damit der Stoffwechsel – und damit jeder einzelne Vorgang, der uns Leben ermöglicht – reibungslos funktioniert.

Stellen Sie sich unseren Stoffwechsel als ein Ineinandergreifen vieler Vorgänge vor, einen »Mechanismus«, der sehr störanfällig ist. Das wird Ihnen verständlich machen, wie wichtig es ist, unserem Organismus die notwendigen Nährstoffe in der richtigen Zusammensetzung und in ausreichender Menge mit der Nahrung zuzuführen.

Als lebensnotwendige Nährstoffe liefern uns Eiweiß, Fette und Kohlenhydrate in unseren Lebensmitteln die Energie, die wir zum Leben brauchen, während Vitamine, Mineralstoffe und Spurenelemente eine Vielzahl von Stoffwechselvorgängen aufrecht erhalten; sie sind also zur Erhaltung unserer Gesundheit ebenso unerläßlich.

Ballaststoffe, die unverdaulichen Bestandteile unserer Nahrung, werden nicht zu den Nährstoffen gezählt, sind aber eine der Voraussetzungen für eine geregelte Verdauung.

Normalerweise decken Kohlenhydrate zu etwa 60 Prozent den Energiebedarf unseres Körpers, die Fette zu 20 bis 30 Prozent, Eiweißstoffe liefern etwa 15 Prozent der benötigten Energie.

Maßeinheit für die zugeführte Energie sind die Kalorien (eine Kalorie zählt, in der neueren Maßeinheit Joule ausgedrückt, 4,2 Joule).

Am besten ausgewogene Mischkost

Mit einer gesunden, ausgewogenen Mischkost führen wir unserem Körper alle lebensnotwendigen Stoffe in einem ausgewogenen Mengenverhältnis zu. Unter den Ernährungsbedingungen von uns Europäern, mit der Überfülle von Nahrungsmitteln aus aller Herren Länder, dürfte es eigentlich nicht zu ernährungsbedingten Mangelerscheinungen kommen. Ernährungsfehler, zu einseitige und chemisch veränderte Kost können jedoch zu einem Mangel an einem dieser Stoffe führen.

Es ist paradox – gerade wir Menschen in Industrieländern leiden trotz unserer übervollen Lebensmittel-Läden häufiger

Die Ernährung: »Treibstoff« für alle Lebensprozesse

an Mangelzuständen als die Einwohner der Entwicklungsländer mit ihrem weit geringeren Nahrungsangebot, aber einer einfachen, naturbelassenen Kost.

Die lebenswichtigen Nährstoffe
Eiweißstoffe
Besonders wichtig für unseren Organismus sind die Eiweißstoffe; die Aufnahme von 45 bis 55 g pro Tag deckt unseren Bedarf. Der Körper braucht diesen Nährstoff für den Aufbau von Muskeln, Organen, Blut, Haut und Enzymen, also körpereigenen Eiweißstoffen.

Pflanzliches und tierisches Eiweiß

Pflanzliche Eiweiße werden von unserem Körper bis in ihre kleinsten Bausteine, die Aminosäuren, aufgespalten, die er für nahezu alle Auf-, Um- und Abbauvorgänge braucht.

Da der menschliche Körper von den 25 natürlich vorkommenden Aminosäuren einige nicht selbst bilden kann, müssen wir diese »essentiellen Aminosäuren« mit unserer Nahrung aufnehmen.

Nicht zuviel tierisches Eiweiß essen

Achten Sie darauf, daß Sie nicht zuviel Eiweiß zu sich nehmen, denn viele Krankeiten, zum Beispiel Gicht und zum Teil auch Rheuma, sind durch Eiweißüberschuß mitverursacht. Die Abbauprodukte von Eiweiß, Harnstoff, Kreatin, vor allem aber die Harnsäure, werden in den Gelenken abgelagert, was meist sehr schmerzhaft ist. Das tierische Eiweiß ist an diesen Vorgängen maßgeblich beteiligt.

Meine Empfehlungen:
• Streichen Sie tierisches Eiweiß von Ihrem Speiseplan, so weit es geht, essen Sie lieber Nahrungsmittel, die viel pflanzliches Eiweiß enthalten wie Produkte aus Sojabohnen oder auch Hülsenfrüchte.
• Essen Sie regelmäßig Milchprodukte wie Bioghurt, Quark, Kefir und mageren Käse.

Milchprodukte sind gesund

• Trinken Sie statt H-Milch lieber Vorzugsmilch (Rohmilch), und verzichten Sie auf fette Käsesorten und Sahne.
• Ein Ei pro Woche ist völlig genug, denn Eier enthalten viel Cholesterin, das sich bei übermäßiger Zufuhr an den Wänden der Blutgefäße ablagert und auf diese Weise zu Arteriosklerose führen kann.

Die Ernährung: »Treibstoff« für alle Lebensprozesse

Auf versteckte Fette achten

Fette
Fette sind konzentrierte Energielieferanten und sollten 20 bis 30 Prozent des gesamten energetischen (Kalorien-)Wertes unserer täglichen Nahrung ausmachen. Erwachsene sollten täglich etwa 40 Gramm Fett zu sich nehmen. Meist aber essen wir viel mehr Fett, vor allem »versteckte Fette«, so daß es, trotz ausreichender Vitaminzufuhr, zu einem Vitaminmangel kommen kann. Fette sind nämlich auch Träger der fettlöslichen Vitamine; überschüssige Fette nehmen Vitamine auf, die dann vom Körper ungenützt ausgeschieden werden.

Auf tierische Fette (gesättigte Fettsäuren) können wir weitgehend verzichten, wenn wir dem Körper genügend pflanzliche Fette (ungesättigte Fettsäuren) zuführen, die er offenbar nicht selbst produzieren kann. (Unter dem Namen »essentielle Fettsäuren« sind Ihnen die ungesättigten Fettsäuren sicher bekannt.)

Ideal für den menschlichen Körper also sind pflanzliche Fette, tierische Fette dagegen sollten Sie nur in geringen Mengen zu sich nehmen.

Pflanzliche Fette – ideal für den Körper

Meine Empfehlungen:
- Essen Sie wenig Butter und wenig Margarine.
- Verwenden Sie zum Anbraten und für höhere Temperaturen in der Pfanne Kokosfett, zum Dünsten und für Salate Sonnenblumen-, Distel-, Soja-, Maiskeim- oder Olivenöl.
- Seien Sie bitte vorsichtig bei Wurst und Fleisch, denn diese beiden Lebensmittel enthalten viel »versteckte« tierische Fette, auf die wir besonders achten sollten.

Wichtig für die Nerven

Kohlenhydrate
Kohlenhydrate, die für Nerven und Gehirn so wichtigen Nährstoffe, sollten pro Tag mit etwa 100 bis 120 Gramm in unserer Nahrung enthalten sein.

Kohlenhydrate treten in verschiedenen Formen auf: als Zucker mit rascher Aufnahme in die Blutbahn, als Stärke mit langsamer Aufnahme in die Blutbahn und als Ballaststoffe, also nicht verwertbare Nahrungsbestandteile, die in geringen Mengen in die Blutbahn aufgenommen werden.

Die Ernährung: »Treibstoff« für alle Lebensprozesse

Möglichst wenig Zucker essen

Meine Empfehlungen:
- Schränken Sie Ihren Zuckerverbrauch Ihrer Gesundheit zuliebe stark ein, denn Haushaltszucker ist ein Vitamin- und Mineralstoff-»Räuber«; seine Verarbeitung im Körper verbraucht diese beiden Nährstoffe in hohem Maße.
- Süßen Sie Ihre Speisen mit Honig oder Ahornsirup.
- Essen Sie Vollkornbrot, Vollkornflocken, Vollkorngebäck, Knäckebrot und Vollreis statt Weißbrot, Semmeln, Kuchen, Torten und poliertem (weißen) Reis.

Vitamine
Um die Jahrhundertwende erkannte man den Zusammenhang einiger Krankheiten wie Beri-Beri und Skorbut mit der Ernährung. Man nannte die Stoffe, die das Entstehen von Mangelkrankheiten dieser Art verhindern, Vitamine.
Wegen fehlender Enzyme, die eine Vielzahl chemischer Reaktionen des Stoffwechsels fördern, kann der Körper Vitamine nicht selbst bilden; wir müssen sie mit der Nahrung zuführen.

Vitamine verhindern Krankheiten

Meine Empfehlungen:
- Kaufen Sie frische und möglichst naturbelassene Lebensmittel, Obst und Gemüse sollten Sie je nach Jahreszeit aus dem regionalen Angebot wählen.
- Lagern Sie Lebensmittel kühl und dunkel.

So essen Sie gesund
- Lassen Sie schon zerkleinerte Lebensmittel nicht länger stehen, bereiten Sie Mahlzeiten immer kurz vor dem Verzehr zu, und halten Sie Speisen nicht lange warm oder wärmen sie erneut auf.
- Bereiten Sie Gerichte möglichst schonend zu: Garen in Alu- oder Bratfolie, im Tontopf oder Edelstahlgeschirr; Braten in beschichteten Pfannen. Bitte verwenden Sie kein Kupfergeschirr.
- Garen und wässern Sie Obst und Gemüse nicht zu lange.

Mineralstoffe und Spurenelemente
Eine ähnlich große Bedeutung für unseren Körper wie die Vitamine haben die Mineralstoffe und Spurenelemente (Mineralstoffe, die unser Organismus nur in kleinsten Mengen

Die Ernährung: »Treibstoff« für alle Lebensprozesse

So wichtig wie Vitamine

braucht). Normalerweise sind diese Stoffe in ausreichenden Mengen in unserer Nahrung enthalten, Mangelerscheinungen können nur durch eine spezielle Diät künstlich erzeugt werden.

Die beiden Elemente Jod und Eisen stellen hier jedoch eine Ausnahme dar; in Gebirgsgegenden mit extrem jodarmem Wasser oder bei zu geringer Eisenaufnahme können Mangelerscheinungen auftreten. Bei Jodmangel kommt es zu einer Schilddrüsenvergrößerung (Kropf), bei Eisenmangel zu Blutarmut (Anämie).

Meine Empfehlungen:
- Essen Sie regelmäßig Rohkost, denn Obst, Gemüse und Salat versorgen uns neben Kohlenhydraten mit Kalium, Kalzium, Magnesium, Eisen, Kupfer und Mangan. Zudem enthalten diese Lebensmittel die für die Verdauung und Gesunderhaltung des Darms wichtigen Ballaststoffe.
- Um Mineralstoffverluste zu vermeiden, garen Sie Obst und Gemüse so schonend und kurz wie möglich und kaufen es immer frisch.
- Verwenden Sie wenig Salz, würzen Sie stattdessen mit frischen Kräutern, die Sie kurz vor dem Servieren zugeben.

Viel trinken!
- Trinken Sie ausreichend, am besten Mineralwasser, Kräuter- und Früchtetees.
- Lebensmittel mit pflanzlichem Eiweiß, Getreide, Getreideprodukte und Nüsse liefern Eisen, Mangan, Magnesium und Zink sowie Kalium.
- Mit Fleisch führen Sie Ihrem Körper Eisen und Zink zu, mit Fisch Fluor und Jod, mit Milch und Milchprodukten Kalzium.

Mit frischen Kräutern würzen

Mein Rat:
Wählen Sie Ihre Nahrungsmittel sorgfältig aus – informieren Sie sich über den Nährstoff-Gehalt. Ernährungsratgeber und Nährwert-Tabellen können Ihnen dabei wertvolle Dienste leisten (→ Seite 79, Bücher, die weiterhelfen).

Informieren Sie sich!

Die Verdauung – ein komplizierter Prozeß

So nutzt der Körper die Nährstoffe

Wenn wir von einem Butterbrot abbeißen, setzen wir hochkomplizierte physikalische und chemische Prozesse in Gang. Wir nehmen damit nicht nur Nährstoffe auf, sondern lösen auch einen vielstufigen Verdauungs- und Resorptionsvorgang aus, weil der Körper sie auswerten, sie sich zunutze machen muß.

Damit Sie sich diesen Vorgang ein wenig vorstellen können, möchte ich Ihnen kurz den Ablauf und die einzelnen Stationen unserer Verdauung schildern.

Stationen, Funktionen

Im Mund wird die feste Nahrung durch die Zähne zerkleinert und mit Speichel durchmischt. Unser Speichel dient nicht nur dazu, die Nahrungsstückchen gleitfähig zu machen, er enthält auch ein Enzym, das die in den Kohlenhydraten enthaltene Stärke spaltet, damit der Körper sie verwerten kann. Nach dem Schluckvorgang wandern die zerkleinerten Bissen durch die Speiseröhre in den Magen hinunter. Hat der Speisebrei unseren Magen erreicht, wird ihm Magensäure (Salzsäure) zugesetzt. In diesem stark sauren Milieu haben zwei Enzyme ihre höchste Aktivität, können also am besten arbeiten: Es sind Pepsin und Kathepsin, die Eiweiß aufspalten, also für den Körper verwertbar machen.

Enzyme – wichtig für die Verdauung

Ist der Speisebrei im unteren Teil des Magens angelangt, löst die chemische Reizung der Magenwände die Bildung des Verdauungshormons Gastrin aus, das die Abgabe von Salzsäure in das Mageninnere verstärkt und dadurch wiederum die Eiweißverdauung fördert.

Bis zum Magen sind nur Kohlenhydrate und Eiweißstoffe teilweise verdaut, die überwiegende Verdauungsarbeit leistet unser Dünndarm.

Dieses etwa 5 Meter lange Organ enthält eine Reihe von Verdauungsenzymen: eiweißverdauende, kohlenhydratabbauende (wie Amylase) und fettspaltende Enzyme (Lipasen).

Überdies wird aus der Gallenblase der in der Leber gebildete Gallensaft in den Dünndarm abgegeben; er zersetzt Fett in kleinste Tröpfchen, die von den fettspaltenden Enzymen leichter aufgeschlossen werden können.

In unserem Dünndarm werden also die aufgenommenen Nährstoffe in kleinste Bausteine gespalten, die dann durch die Darmwand in das Blut oder in die Lymphe wandern.

Der Dünndarm ist ausgekleidet mit Falten und Zotten, die seine Oberfläche um ein Vielfaches vergrößern. So ist garantiert, daß genügend Nährstoffe von Blut und Lymphe aufgenommen (resorbiert) werden.

Richtig ernähren!

Es sind also komplizierte und vielfältige Prozesse, die nach einer Mahlzeit in unserem Körper ablaufen. Sie erkennen jetzt sicher, wie wichtig die richtige Ernährung und eine gut funktionierende Verdauung für die Versorgung des Körpers mit Nährstoffen sind. Nur wenn diese Prozesse reibungslos ablaufen, kann der Körper seine lebenerhaltenden Aufgaben erfüllen.

Atmung – nicht nur Sauerstoffaufnahme

Während wir auf Nahrung mehrere Tage verzichten können, führt eine Unterbrechung der Sauerstoffzufuhr für nur einige Minuten zum Tod durch Ersticken.

Atmen heißt Leben

Die Aufnahme von Sauerstoff in den Körper erfolgt zum größten Teil über die Atmungsorgane, die auch die Abgabe des bei der Zellatmung entstehenden Kohlendioxids übernehmen. Diese beiden Gase sind gemeint, wenn wir im Zusammenhang mit Atmung von Gasaustausch und Gastransport sprechen.

Unter Atmung versteht man sowohl den Gastransport zu und von den Zellen als auch die biologischen Oxidations- oder Verbrennungsvorgänge, die mit Hilfe des Sauerstoffs in den Zellen ablaufen.

Beim Menschen unterscheidet man zwei Formen der Atmung: Lungenatmung und Hautatmung; die Hautatmung mit einem Anteil von etwa einem Prozent an der Gesamtatmung dient uns nur als Zusatzatmung.

Der Gastransport nimmt bei der Lungenatmung den Weg über die Atemwege, die Luftröhre und die Bronchien in un-

Atmung – nicht nur Sauerstoffaufnahme

sere Lungen. Hier strömt der Sauerstoff aus der Atemluft ins Blut und nach Um- und Abbauvorgängen im Körper als Kohlendioxid aus dem Blut wieder in die Atemluft.

Der aufgenommene Sauerstoff wird von den Lungen über das Blut zu den Zellen der Organe und Gewebe transportiert; die roten Blutkörperchen, die Erythrozyten, binden den Sauerstoff, transportieren ihn in den Blutbahnen und Blutgefäßen weiter und geben ihn bei Bedarf an Organe und Gewebe ab (→ Seite 16).

Gasaustausch in den Lungen

In den Lungen – genauer: durch die Wand der Lungenbläschen – findet der Austausch der Gase Sauerstoff und Kohlendioxid im Blut statt.

Die dünne Wand der Lungenbläschen ist von einem Netz aus feinen Blutgefäßen umsponnen, somit ist der Weg vom Luftraum der Bläschen durch die Kapillarwand und die Wand der roten Blutkörperchen kurz genug, um einen ausreichenden und schnellen Gasaustausch zu gewährleisten.

Die Richtung des Gastransports wird durch das Konzentrationsgefälle der beiden Gase im Luftraum und im Blut bestimmt.

Bei erhöhter körperlicher Leistung erhöhen sich der Sauerstoffverbrauch und die Abgabe von Kohlendioxid bis auf das Zehnfache des Wertes im Ruhezustand. Der Gasaustausch kann sich also den Erfordernissen des Körpers anpassen, bei Bedarf wird mehr Sauerstoff herangeschafft und mehr Kohlendioxid abtransportiert.

Nerven steuern die Atmung

Nervenzellen im Gehirn steuern die Atmung, indem sie abwechselnd Impulse für Einatmung und Ausatmung an die Atemmuskulatur aussenden. Durch dieses Atemzentrum ist sichergestellt, daß wir auch im Schlaf nicht ersticken, denn es regelt unsere Atmung unwillkürlich, wir müssen also nicht bewußt atmen.

Der Blutkreislauf – über unseren »Lebenssaft«

Auch über den Blutkreislauf sollten Sie informiert sein; das Blut- und das Lymphgefäßsystem sind eng miteinander verbunden. Die Lymphdrainage beeinflußt somit indirekt auch den Blutkreislauf.

Das Herz und die Gefäße (Arterien, Venen und Kapillaren) sind die Organe unseres Blutkreislaufs, bei dem man den kleinen (Lungen-)Kreislauf, der dem Gasaustausch (→ Seite 15) dient, von dem großen (Körper-)Kreislauf, der alle Organe versorgt, unterscheidet. Beide sind in Form einer Acht hintereinandergeschaltet, in ihrem Kreuzungspunkt liegt als Druck- und Saugpumpe unser Herz.

Kleiner und großer Kreislauf

Alle Gefäße, die Blut vom Herzen wegführen, heißen Arterien (Schlagadern), alle Gefäße, die Blut zum Herzen hinführen, Venen (Blutadern). Zwischen Arterien und Venen liegt im großen und kleinen Kreislauf das Gebiet der Kapillaren (Haargefäße).

Arterien, Venen, Kapillaren

Im großen Kreislauf führen Arterien sauerstoffreiches Blut, Venen sauerstoffarmes Blut; im kleinen Kreislauf fließt sauerstoffreiches Blut in Venen zum Herzen, sauerstoffarmes Blut in Arterien zu den Lungen.

Während im kleinen Kreislauf nur ein Organ liegt, die »Gasaustauschstation« Lunge, durch die alles Blut fließt, besteht der große Kreislauf aus zahlreichen, parallel geschalteten Teilkreisläufen, in denen mehrere Organe liegen.

Unser Herz, das mit seiner Kraft alles Blut in unserem Körper in Bewegung hält, ist zweigeteilt in einen Vorhof (Atrium) und eine Kammer (Ventriculus).

Der kleine Kreislauf (Lungenkreislauf) wird vom »rechten Herzen« (rechter Vorhof und rechte Kammer) und der große Kreislauf (Körperkreislauf) vom »linken Herzen« (linker Vorhof und linke Kammer) betrieben.

Der Weg des Blutes durch den Körper

Bevor ich Ihnen den so wichtigen Zusammenhang zwischen Blut und Lymphe erkläre, möchte ich kurz den Weg beschreiben, den unser Lebenssaft, das Blut, durch unseren

Der Blutkreislauf – über unseren »Lebenssaft«

Die einzelnen Stationen

Körper nimmt, außerdem die einzelnen Stationen erklären sowie die Funktionen des Blutes.
Fangen wir beim Herzen an: Aus den Lungen kommend gelangt das sauerstoffreiche Blut über den linken Vorhof in die linke Kammer und über die Körperschlagader, die Aorta, zu den Organen.
Aus den Beinen und der unteren Rumpfhälfte fließt das nunmehr sauerstoffarme Blut über die untere Hohlvene in den rechten Vorhof, das Blut aus Kopf, Armen und oberer Rumpfhälfte fließt über die obere Hohlvene zurück in den rechten Vorhof. Aus dem Darm und den anderen Bauchorganen fließt das sauerstoffarme Blut zunächst in die Pfortader und dann ebenfalls über die untere Hohlvene in den rechten Vorhof.
Aus dem rechten Vorhof strömt das sauerstoffarme Blut in die rechte Kammer und über die Lungenarterien ins Kapillargebiet unserer Lungen. Hier findet der Gasaustausch statt (→ Seite 16); über die Lungenvenen fließt das mit Sauerstoff wieder angereicherte Blut in den linken Vorhof zurück.

Unser Blutgefäßsystem hat vielfältige Aufgaben:
• Eine der Hauptaufgaben unseres Blutgefäßsystems ist der Gastransport im Körper. Der über die Atmungsorgane aufgenommene Sauerstoff gelangt ins Blut; seine Löslichkeit in der Blutflüssigkeit ist allerdings zu gering, um alle Gewebe genügend zu versorgen. Sichergestellt wird die ausreichende Sauerstoffversorgung des Körpers durch den in den roten Blutkörperchen (Erytrhozyten) enthaltenen Blutfarbstoff (Hämoglobin); er kann den Sauerstoff binden und ihn an die Gewebe abgeben. So wird über die Blutgefäße unser gesamter Körper mit Sauerstoff versorgt.
• Auch den Transport von Nährstoffen führt das Blut durch – es versorgt die Zellen mit den zum Aufbau und zur Tätigkeit notwendigen Stoffen.
• Eine weitere Aufgabe des Blutes ist die Spülung, also der Abtransport der Stoffwechselprodukte.
• Außerdem hält es die Konzentrationsverhältnisse unseres Körpers konstant (Pufferung) und trägt mit dem Temperaturausgleich zwischen Körperinnerem und Körperoberfläche wesentlich zur Regulation unserer Körpertemperatur bei.

Blut erfüllt viele Aufgaben

Das Lymphsystem – lebenswichtig, lebenerhaltend

• Auch in die koordinierte Regulation unseres Gesamtorganismus ist das Blut eingeschaltet: Es ist Teil des Abwehrsystems gegen Fremdstoffe und Krankheitserreger (→ Seite 20) und transportiert Hormone.

Diese vielfältigen Aufgaben als Transportmittel kann das Blut nur erfüllen, weil es gleichmäßig durch den gesamten Körper strömt.

Im Zentrum: das Herz

Dabei spielt das Herz natürlich die zentrale Rolle: Die Bewegung des Blutes wird durch das Zusammenziehen des Herzmuskels (Kontraktion) bewirkt. Die bei diesem Vorgang, der Systole, entstehende Druckwelle pflanzt sich als Pulswelle über die Arterien fort. Ventilsysteme in den Gefäßen verhindern, daß das Blut bei der an die Systole anschließende Herzausdehnung, der Diastole, in das Herz zurückfließt.

Auch die große Körperschlagader, die Aorta, ist an der Beförderung des Blutes beteiligt: Während der Systole dehnt sie sich stark aus und zieht sich während der Diastole wieder zusammen.

In den Venen erfolgt der Bluttransport hauptsächlich durch den Sog, der bei der Diastole, der Ausdehnung des Herzens, entsteht.

Das Lymphsystem – lebenswichtig, lebenerhaltend

Nachdem ich Ihnen nun das zum Verständnis von Zusammenhängen wichtige »Basiswissen« in Kurzform vermittelt habe, komme ich jetzt zur Erläuterung des Lymphsystems. Dieses System mit seinen vielen lebenswichtigen Funktionen ist es ja, das Sie durch die Lymphdrainage günstig beeinflussen können.

So wichtig wie der Blutkreislauf

Das Lymphsystem, auch lymphatisches System genannt, das fast parallel zum Blutgefäßsystem verläuft, besteht aus den lymphatischen Organen und aus den beweglichen Zellen der Lymphe und des lymphatischen Gewebes.

Die Lymphe, eine eher klare, wäßrige Flüssigkeit, wird in den Haargefäßen (Kapillaren, → Seite 16) aus dem Blut gebildet, sie besteht aus Lymphplasma und Lymphzellen.

Das Lymphsystem – lebenswichtig, lebenerhaltend

Vom Blut unterscheidet sie sich durch größeren Wasser- und geringeren Eiweißgehalt; außerdem dadurch, daß sie abgesehen von den Lymphozyten (→ Seite 20) keine Blutzellen enthält.

Lymphgefäße: ein Abflußsystem

Die Lymphgefäße sind ein Abflußsystem, in dem die aus dem Gewebe stammende Lymphe zurück in das venöse Blut transportiert wird. Eine wesentliche Aufgabe des Lymphsystems ist also der Abtransport überschüssiger Gewebsflüssigkeit, wobei den reich verzweigten Lymphgefäßen in der Darmwand eine besondere Aufgabe zufällt: Sie transportieren das bei der Verdauung anfallende Fett ab.

Der Transport der Lymphe erfolgt recht langsam, die Transportrichtung wird durch Klappenventile in den Lymphgefäßen (→ Zeichnung Seite 21) festgelegt. Durch aufeinanderfolgendes Zusammenziehen (Kontraktionen) der Klappensegmente wird die Lymphe jeweils in Wellen (10 bis 12 pro Minute) weiterbefördert.

Das Hauptlymphgefäß mündet kurz vor dem Herzen in die große Körpervene (Aorta, Seite 17); hier wird die Lymphe dem Blutkreislauf wieder zugeführt.

In den Lymphgefäßen, auch Lymphbahnen genannt, sind zahlreiche rundliche, oft bohnengroße Lymphknoten eingelagert (→ Zeichnung Seite 21). In diese Lymphknoten treten viele kleinere Lymphgefäße ein, während ein großes Lymphgefäß den Knoten verläßt (→ Zeichnung Seite 21). Die Lymphknoten erhalten Lymphe unmittelbar aus einem Organ oder einer Körperregion, die Sammellymphknoten (→ Zeichnung Seite 21) aus mehreren einzelnen Lymphknoten, denen sie nachgeschaltet sind.

Lymphknoten: »Abwehrzentren«

In den Lymphknoten wird der größte Teil der Lymphozyten gebildet, die eine wichtige Rolle im Abwehrsystem unseres Körpers (→ Seite 20) spielen – man kann die Lymphknoten auch als Zentren der Abwehr bezeichnen.

Zu den lymphatischen Organen, die spezielle Aufgaben erfüllen, gehören Milz, Blinddarm, Thymusdrüse, Mandeln, die Peyerschen Platten in der Dünndarmwand, das Knochenmark und alle Gefäße, die Lymphe führen (→ Zeichnung Seite 23).

Das Abwehrsystem – Schutzschild unseres Körpers

Die lebenswichtigen Funktionen des Lymphsystems:

Lympho-zyten: die weißen Blut-körperchen

• Im lymphatischen Organsystem wird der größte Teil der weißen Blutkörperchen, der Lymphozyten, gebildet, die an das Blut abgegeben werden. Das Lymphsystem spielt also eine wesentliche Rolle in unserem Abwehrsystem (Immunsystem): Es hat die Aufgabe, den Körper vor Schadstoffen, Giften oder Infektionen durch krankmachende Mikroorganismen zu schützen (→ Seite 22).

• Das Lymphsystem führt die überschüssige Gewebsflüssigkeit in das weitgehend parallel verlaufende Blutsystem zurück.

Das Abwehrsystem – Schutzschild unseres Körpers

Das Abwehrsystem (Immunsystem) unseres Körpers beeinflußt unser Befinden Tag für Tag, deshalb möchte ich auch hier wieder die sehr komplizierten Zusammenhänge näher erläutern.

Lebens-wichtig für uns

Es gibt zwei Abwehrsysteme in unserem Körper, das unspezifische und das spezifische Immunsystem.

Aufgabe des unspezifischen Abwehrsystems ist eine augenblickliche und lokale Vernichtung des in den Körper eingedrungenen Krankheitserregers oder Fremdkörpers. Dies wird durch bestimmte Blutkörperchen, die Granulozyten, erreicht, die in großer Zahl im roten Knochenmark heranreifen und dann im Blut zirkulieren, um bei Bedarf zum Einsatz zu kommen.

Das spezifische Abwehrsystem dagegen versetzt den gesamten Körper in die Lage, langfristig eigene Stoffe von Fremdstoffen zu unterscheiden und gegen Fremdstoffe Abwehrstoffe (Antikörper) zu bilden (→ Seite 22).

Das Immunsystem ist hauptsächlich in den lymphatischen Organen Thymusdrüse, Lymphknoten, Mandeln, Milz, Darmschleimhaut sowie im Knochenmark lokalisiert (→ Zeichnung Seite 23).

Die unter dem Brustbein liegende Thymusdrüse ist die wichtigste Schaltstation der körpereigenen Abwehr. Thymus, Milz, Knochenmark, das Lymphsystem mit den Lymphkno-

Das Abwehrsystem – Schutzschild unseres Körpers

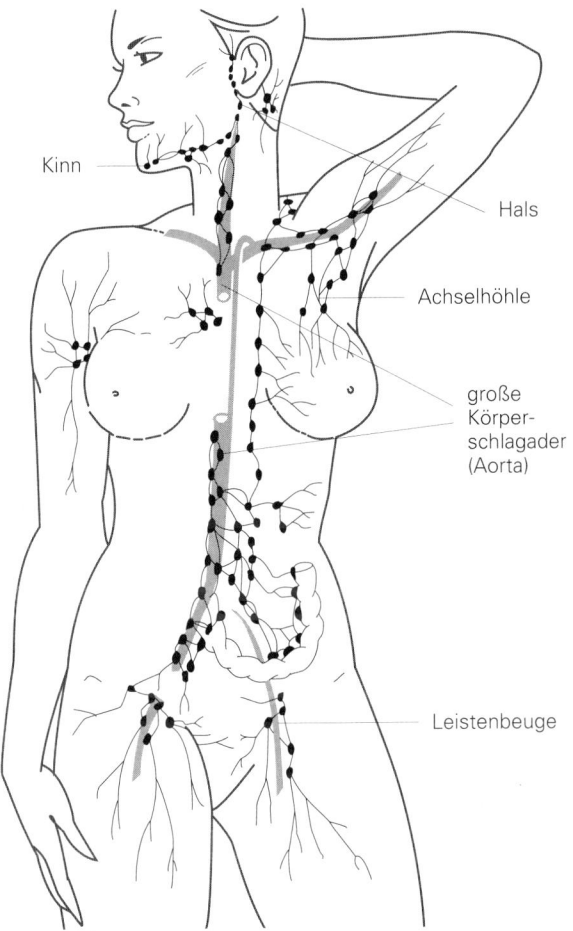

Das Lymphsystem des menschlichen Körpers:
Fein verästelt durchzieht das Lymphsystem unseren ganzen Körper, es verläuft parallel zum Blutgefäßsystem (in der Zeichnung angedeutet durch die große Körperschlagader, die Aorta). In den Sammellymphknoten wird der größte Teil der Lymphozyten gebildet, die für unser Abwehrsystem eine wichtige Rolle spielen. Die Sammellymphknoten treten an Hals, Kinn, Achselhöhle und Leistenbeuge gehäuft auf.

ten, die Mandeln und die Peyerschen Platten in der Darmwand bilden zusammen das »lymphoretikoläre« System, von dem alle Arten von Abwehrzellen gebildet werden, die an der Immunreaktion des Körpers beteiligt sind.

Die beweglichen Zellen des Abwehrsystems, die Lymphozyten, gelangen durch die Lymphbahnen an ihren »Einsatzort« – dorthin, wo es gilt, einen eingedrungenen »Feind« zu vernichten.

Lymphozyten »vernichten« Krankheitserreger

Trifft ein Lymphozyt auf einen körperfremden Stoff oder einen Krankheitserreger, bindet er ihn an sich. Danach beginnt er, sich durch Teilung stark zu vermehren. Die solcherart entstehenden Zellen produzieren Antikörper und geben sie ins Blut ab, wo sie frei gelöst zirkulieren. Treffen diese Antikörper auf einen Fremdstoff oder einen Krankheitserreger, binden sie ihn an sich – auf diese Weise entstehen große, unlösbar untereinander verbundende Molekülkomplexe. Diese Molekülkomplexe können von den weißen Blutkörperchen, den Lymphozyten, zerstört und damit unschädlich gemacht werden. Auf diese Weise werden auch eingedrungene Viren und Bakterien im Blut vernichtet.

Ein weiteres spezifisches Abwehrsystem besteht aus Lymphozyten, die auf ihrer Oberfläche festsitzende Antikörper-Strukturen tragen, Strukturen also, die ihnen schon bekannte Fremdstoffe nach dem Schlüssel-Schloß-Prinzip wiedererkennen und vernichten.

Lymphsystem und Gesundheit

Aus den Aufgaben, die das Lymphsystem in unserem Körper übernimmt, wird seine Bedeutung für unsere Gesundheit deutlich:

- Das lymphatische System spielt eine bedeutende Rolle für das Abwehrgeschehen in unserem Körper durch die in den Lymphknoten gebildeten Lymphozyten. Das Lymphsystem schützt also den Körper vor eindringenden Fremdkörpern und Krankheitserregern und erhält uns auf diese Weise unsere Gesundheit.

Das Lymphsystem schützt vor Krankheiten

Lymphsystem und Gesundheit

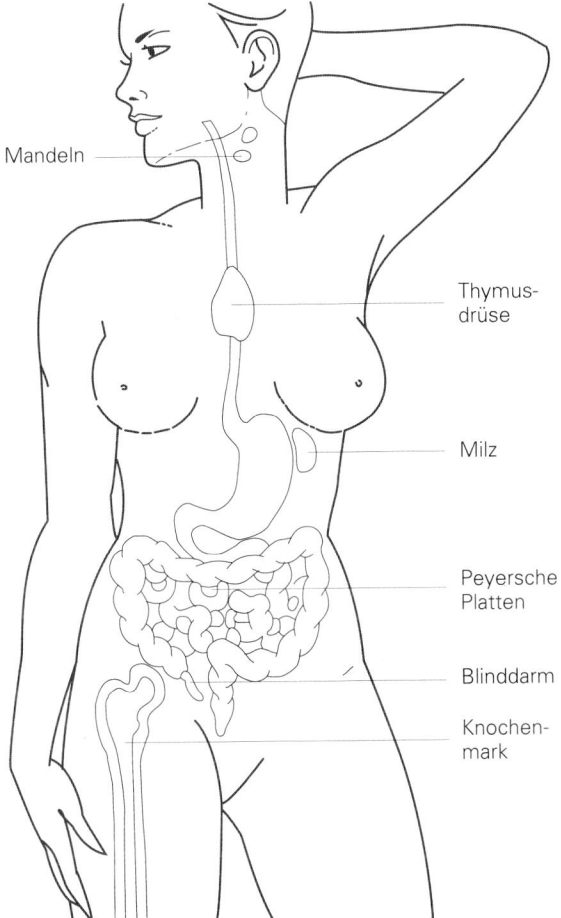

Die lymphatischen Organe:
Mandeln, Milz, die Peyerschen Platten im Dünndarm, der Blinddarm, das Knochenmark und als wichtige Schaltstation (→ Seite 21) der körpereigenen Abwehr die Thymusdrüse. In diesen Organen werden, ebenso wie in den Lymphknoten, Lymphozyten gebildet, die an das Blut abgegeben werden und unseren Körper vor Schadstoffen und Krankheitserregern schützen. Das Lymphsystem spielt also zur Erhaltung unserer Gesundheit eine bedeutende Rolle.

Störungen im Lymphsystem

Das Lymphsystem entschlackt den Körper

- Da das Lymphsystem parallel zum Blutgefäßsystem verläuft und sich mit ihm auch unmittelbar im Austausch befindet, übernimmt die Lymphe den Abtransport von Abfallstoffen. Diese Schlackenstoffe, die bei Abbauvorgängen in unserem Stoffwechsel entstehen und in den Geweben eingelagert werden, transportiert die Lymphe aus den Geweben zurück in das Blut und über die beiden Entgiftungsorgane Leber und Niere aus dem Körper. Auf diese Weise entschlackt und entlastet das Lymphsystem unseren Stoffwechsel.

- Eine weitere Funktion der Lymphe ist die Ernährung von Zellen in Geweben, die von den Kapillaren nicht mehr unmittelbar erreicht werden können. Dazu nimmt die Lymphe Sauerstoff und Nährstoffe aus dem Blut auf und gibt sie an diese Gewebe ab.

Das Lymphsystem ernährt die Zellen

Hier wird wieder die Ähnlichkeit von Blut und Lymphe deutlich (→ Seite 17), nicht nur im Aufbau, sondern auch in den Aufgaben, die diese beiden Flüssigkeiten in unserem Körper erfüllen.

Führen wir uns diesen Sachverhalt vor Augen, wird auch die Bezeichnung der Lymphe als die farblose Schwester des Blutes verständlich.

Störungen im Lymphsystem

Störungen im lymphatischen System können auftreten, wenn wir uns zu wenig bewegen, denn im Gegensatz zum Blutgefäßsystem hat das Lymphsystem keine Pumpe, die die Lymphe durch den Körper befördert, sondern es wird durch die Atmung, durch Wärme und eben auch durch Bewegung beeinflußt.

Bewegungsmangel führt zu Lymphödemen

Die Folge von Bewegungsmangel ist ein verminderter Lymphfluß, es kommt zu Stauungen. Bei diesen Stauungen, als Lymphödeme bekannt, sammelt sich die Lymphe an bestimmten Stellen und verursacht Schwellungen oder Verhärtungen der umliegenden Gewebe.

Auch eine einseitige Überlastung kann zu Lymphstauungen führen, denn wenn bestimmte Muskeln ständig arbeiten,

Störungen im Lymphsystem

wird durch den vermehrten Blutzufluß auch mehr Lymphe in diesem Bereich gebildet. Arbeiten die benachbarten Muskeln nicht oder nur wenig, dann wird die Lymphe nicht weitertransportiert; es entstehen Lymphstauungen mit den bereits geschilderten Symptomen.

Ebenso können durch Brüche, Prellungen, Verstauchungen oder Operationen Lymphwege verschlossen sein; der Lymphfluß ist behindert, ein Lymphstau im Gewebe ist die Folge. Das kann auch passieren, wenn Narben oder Geschwüre Druck auf die Lymphgefäße ausüben.

Als Bestandteil des Abwehrsystems unseres Körpers reagiert das Lymphsystem auf entzündliche Veränderungen im Körper infolge eingedrungener Fremdstoffe mit einer Vergrößerung der Lymphknoten. Bei den Halslymphknoten (→ Zeichnung Seite 21), aber auch bei den Lymphknoten in der Achselhöhle und in der Leistenbeuge lassen sich diese Schwellungen sehr gut ertasten.

Geschwollene Lymphknoten

Lymphdrainage – was ist das?

Fördert das Wohlbefinden

Nachdem Sie nun die Aufgaben, die das Lymphsystem in unserem Körper übernimmt, und seine Bedeutung für das Blut- und das Abwehrsystem kennengelernt haben, schildere ich Ihnen im folgenden die Möglichkeiten, die die Lymphdrainage zur Förderung unseres Wohlbefindens und zur Unterstützung der anderen Körperfunktionen eröffnet.

Die Lymphdrainage regt den Lymphfluß an und beschleunigt ihn. Durch diese Beschleunigung kommt es zu einer Entstauung der Gewebe, Stoffwechselschlacken (Abbauprodukte) werden schneller abtransportiert, der Körper dadurch entlastet.

Die Stoffwechselschlacken aus dem Körpergewebe gelangen mit Hilfe der Lymphe aus den Lymphbahnen über den großen Brustlymphgang, der in die linke Schlüsselbeinvene mündet, in das Venenblut. Von hier werden sie dann über die beiden Entgiftungsorgane unseres Körpers, Leber und Niere, ausgeschieden.

Entgiftet den Körper

Lymphdrainage beschleunigt diesen Vorgang und unterstützt dadurch die Selbstreinigung und die Selbstheilungskräfte des Körpers.

> Lymphdrainage verbessert und beschleunigt also den Lymphfluß in unserem Körper. Sie trägt damit einerseits zur Aktivierung des Stoffwechselgeschehens bei, andererseits zur Entstauung gestauter Gewebe und zur Linderung der dadurch aufgetretenen Beschwerden. Durch die Anregung des Lymphflusses in unserem Körper mit der Lymphdrainage haben wir die Möglichkeit, seine Selbstheilungskräfte wirksam zu unterstützen und damit unsere Gesundheit dauerhaft zu erhalten.

Lymphdrainage als ärztlich verordnete Therapie

Hilft bei der Genesung, lindert Beschwerden

Bei einer Vielzahl von Krankheiten kann die Lymphdrainage wesentlich zur Genesung und zur Linderung der Beschwerden beitragen.

Die Behandlung ist sehr wirksam, gehört aber unbedingt, nach ärztlicher Verordnung, in die Hände eines erfahrenen Therapeuten.

Die Patienten sollten unter ständiger ärztlicher Kontrolle stehen, bei einer Verschlimmerung der Beschwerden entscheidet der Arzt über das weitere Vorgehen.

Auch den Beginn der Behandlung durch den Therapeuten muß der Arzt bestimmen, vor allem bei Nachbehandlungen von Entzündungen.

- Bei akuter Venenentzündung und Thrombosen ist die Lymphdrainage eher nicht inziniert, da die Gefahr einer Embolie nicht auszuschließen ist. Ich möchte hier aber trotzdem darauf eingehen, da sie bei diesem Krankheitsbild sehr hilfreich sein kann. Nur ein sehr erfahrener Therapeut ist in der Lage, die dieser Situation angepaßte Behandlung, bei der bestimmte Gebiete ausgespart oder äußerst sanft massiert werden müssen, fachgerecht auszuführen. In jedem Fall muß die Behandlung vom Arzt verordnet sein.

Unter ärztlicher Kontrolle

- Eine Behandlung von Magen- und Darmstörungen mit Lymphdrainage kann erfolgreich sein. Vorher jedoch muß der Arzt unbedingt die Ursachen für diese Störungen abgeklärt haben, da sich schwerwiegende Erkrankungen dahinter verbergen können. Erst danach kann ein erfahrener Therapeut mit der Behandlung beginnen.

- Zur schnellen Regeneration nach Knochenbrüchen ist die Lymphdrainage der betroffenen Körperteile besonders effektiv. Auch hier gilt: Der behandelnde Arzt entscheidet, Behandlung nur nach Absprache mit ihm.

- Narben nach Operationen, vor allem nach kosmetischen Eingriffen, auch nach Verletzungen, sprechen auf die Lymphdrainage sehr gut an. Im Bereich der Narben kommt es häufig zu Lymphstauungen, weil die Lymphgefäße durchtrennt wurden. Die Lymphdrainage hilft, diese Stauungen zu besei-

Lymphdrainage als ärztlich verordnete Therapie

tigen und verhilft zu einem besseren Narbenbild. Die Behandlung verordnet der Arzt, ein erfahrener Therapeut führt sie aus.

• Das Abheilen von Ekzemen, offenen Wunden und Unterschenkelgeschwüren (offene Beine) wird durch die Lymphdrainage gefördert. Jedoch darf nur oberhalb der betroffenen Stellen, aber niemals auf diesen massiert werden. Auch hier: Der Arzt verordnet, ein erfahrener Therapeut führt die Behandlung aus.

Behandlung nur durch den Therapeuten

• Vom Arzt wird die Lymphdrainage auch bei folgenden Erkrankungen verordnet: Ödeme nach einer Strahlentherapie, Trigeminusneuralgie, Tinnitus (Dauerton im Ohr) und zur Nachbehandlung bei Hörsturz.

• Nach einem Schlaganfall, bei Asthma, Rheuma, Gelenkentzündungen, Wirbelsäulenversteifung infolge einer Wirbelgelenkentzündung, Gürtelrose, Hautverhärtungen, Tunnelsyndromen und Schleimbeutelentzündungen ist die Lymphdrainage ebenfalls zu empfehlen – auch in diesen Fällen entscheidet der Arzt.

• Bei einer Brustoperation aufgrund von Brustkrebs ist es oft unerläßlich, Teile des Lymphsystems mit zu entfernen. Aus diesem Grund kommt es häufig nach dem Eingriff zu Stauungen. Lymphstauungen dieser Art läßt sich durch eine Behandlung mit der Lymphdrainage vorbeugen. Mit der Behandlung sollte möglichst bald nach der Operation und nur nach Absprache mit dem Arzt begonnen werden. Auch hier darf die Lymphdrainage nur von einem darin erfahrenen Therapeuten durchgeführt werden.

Adressen von Kliniken, in denen Lymphdrainage durchgeführt wird, finden Sie auf Seite 80.

Wo finden Sie die richtige Klinik?

Die Lymphdrainage ist inzwischen auch kassenärztlich anerkannt, sie wird also von Privat-, RVO- und Ersatzkassen bezahlt. Auf Seite 80 finden Sie auch die Adresse der Gesellschaft der deutschsprachigen Lymphologen, bei der Sie sich erkundigen können, wo sich in Ihrer Nähe Lymphdrainagepraxen befinden.

Aktiv werden – gesund bleiben

Körper und Seele sind eine Einheit

Bei der Behandlung Ihrer Beschwerden mit der Lymphdrainage ist es unumgänglich, daß Sie sich immer wieder die ganzheitlichen Zusammenhänge von seelischem Empfinden und körperlichem Geschehen vor Augen führen. In der Einheit von Körper, Seele und Geist wirken Lebensweise, Bewegung, Atmung, Ernährung, Spannung und Entspannung direkt auf das Gleichgewicht unseres Körpers ein und damit auch auf das reibungslose Funktionieren unseres Lymphsystems.

Sie wissen es schon: Der Lymphfluß wird vor allem durch Bewegung, Wärme und tiefes Atmen angeregt.

Verantwortung für die Gesundheit übernehmen

Werden Sie aktiv – tragen Sie eigenverantwortlich zur Anregung des Lymphflusses und damit zur Erhaltung von Wohlbefinden und Gesundheit bei.

Meine Empfehlungen:

Das können Sie tun!

- Bewegen Sie sich regelmäßig! Spaziergänge, Radfahren, Schwimmen, Langlauf – das sind einfache Dinge, die Sie das ganze Jahr hindurch machen können. Wichtig ist nicht, was Sie tun, sondern, daß Sie etwas tun. Und zwar, wie gesagt, regelmäßig.
- Machen Sie morgens nach dem Aufstehen vor dem geöffneten Fenster einfache Bewegungsübungen. Atmen Sie dabei im eigenen Rhythmus (also nicht forciert!) tief und ruhig ein und aus. Damit beginnen Sie den Tag auf äußerst erfrischende Weise. Probieren Sie es.
- Lesen Sie noch einmal meine Empfehlungen zu einer richtigen Ernährung in Ruhe durch (→ Seite 8). Überlegen Sie, was Sie davon in Ihren Alltag übernehmen können – und tun Sie es.
- Trinken Sie ausreichend; Flüssigkeit ist wichtig für den Lymphkreislauf, überdies vertreibt Trinken den Hunger. Kinder haben in der Regel noch ein größeres Durstgefühl als ältere Menschen, die meist zu wenig trinken.

Zwei Liter Flüssigkeit sollten wir täglich aufnehmen. Am besten eignen sich Mineralwasser, Früchte- oder Kräutertee, frisch gepreßter Obst- und Gemüsesaft – bitte alles ohne Zucker. Kaffee und Tee übrigens sind Genußmittel, ebenso wie alkoholische Getränke – also in Maßen trinken.

Aktiv werden – gesund bleiben

• Achten Sie bitte auch auf Ihre Körperhaltung – Gehen, Stehen, Sitzen mit gestrecktem, geradem Rücken fördert den Lymphfluß. Hängende Schultern, tiefgeneigter Kopf, ein runder Rücken und das Im-Sessel-hingegossen-Sein dagegen führen zu Stauungen im ganzen Körper; die Atmung, die vom Heben und Senken des Zwerchfells stimuliert ist, wird durch eine falsche Haltung stark beeinträchtigt.

Noch ein Tip:

Unterstützung durch Reflexzonenmassage

Bei der Behandlung in meiner Praxis hat es sich sehr bewährt, durch Massage der Reflexzonen am Fuß oder an der Hand bei einigen Beschwerden einen zusätzlichen Heilreiz zu schaffen. Deshalb empfehle ich, zur Unterstützung der Lymphdrainage eine Reflexzonenmassage durchzuführen. Wenn Sie sich über die Reflexzonen-Massage informieren wollen – ich habe Ihnen Literatur genannt (→ Bücher, die weiterhelfen, Seite 79).

Wissenswertes für die Praxis

Die Lymphdrainage – das wissen Sie nun – fördert Ihr Wohlbefinden und stärkt die Selbstreinigungs- und Selbstheilungskräfte Ihres Körpers.
Bevor ich Ihnen praktische Ratschläge für die Durchführung gebe, möchte ich klar die Fälle herausstellen, bei denen die Lymphdrainage auf keinen Fall angewendet werden darf.

Grenzen der Selbstbehandlung

Halten Sie sich bitte an die Grenzen der Selbstbehandlung, wie sie im folgenden dargestellt sind. Darüber hinaus sind sie auch bei den einzelnen Beschwerdebildern klar ausgewiesen.

Wichtig!

Die Lymphdrainage darf keinesfalls angewendet werden:
- Bei akuten Entzündungen – weil die Gefahr einer Verschleppung von Keimen in den Blutkreislauf besteht.
- Bei Tuberkulose – weil inaktive Keime aktiviert werden könnten.
- Bei Schilddrüsenfunktionsstörungen: Bei Über- oder Unterfunktion der Schilddrüse darf nicht im Halsbereich behandelt werden – weil die Gefahr einer zu raschen Hormonausschüttung besteht.
- Bei Thrombosen – weil die Gefahr besteht, daß sich der Thrombus löst und es dadurch zu einer Lungenembolie kommen kann.
- Bei Tumoren – weil die Gefahr der Verschleppung von Krebszellen besteht.
- Bei Ödemen, die durch eine Herzinsuffizienz verursacht sind – weil infolge der erhöhten Herz- und Kreislaufbelastung die Gefahr besteht, daß ein Lungenödem auftritt.

Nur nach Absprache mit dem Arzt darf die Lymphdrainage ausgeführt werden:
- bei chronischen Entzündungen
- bei Asthma bronchiale
- bei Hypotonie (zu niedrigem Blutdruck)
- bei Hautveränderungen

Behandlungsregeln

Grundsätzliches zur Ausführung der Lymphdrainage

Die Anleitungen sorgfältig beachten

- Die Lymphdrainage darf niemals wehtun und während und nach der Behandlung keine Schmerzen auslösen, sie sollte stets als wohltuend und angenehm empfunden werden.
- Bei Übelkeit oder starkem Frieren brechen Sie die Behandlung bitte sofort ab, bleiben einige Minuten ruhig liegen und nehmen reichlich Flüssigkeit zu sich.
- Bei einem niedrigen Blutdruck kann es nach der Lymphdrainage zu leichtem Schwindelgefühl kommen – so können Sie sich helfen: Strecken Sie Ihre Arme mehrmals mit Nachdruck von sich und führen Sie mit den Händen Pumpbewegungen aus. Atmen Sie tief durch, nehmen Sie reichlich Flüssigkeit zu sich, und legen Sie sich wieder einige Minuten hin.
- Durch die sanfte und rhythmische Griffabfolge bei der Lymphdrainage tritt eine starke Entspannung ein, so daß Sie vielleicht, wie viele meiner Patienten, während der Behandlung einschlafen. Diese Entspannung hat eine harmonisierende, ausgleichende Wirkung auf das vegetative Nervensystem und ist einer der vielen therapeutischen Effekte der Lymphdrainage.

Behandlungsregeln

Sie sollten sich diese Regeln vor jeder Behandlung noch einmal ins Gedächtnis rufen, sie gehören mit zu den Voraussetzungen für den Erfolg der Lymphdrainage.

So wird die Behandlung zum Genuß

- Der Behandlungsraum ist warm und gut durchlüftet.
- Sie sind entspannt, haben Ruhe und Zeit.
- Sie liegen auf einer Liege oder einem Bett, das aber nicht zu weich sein sollte; zur Entleerung der Halslymphknoten (→ Seite 36) können Sie sich auch in einen Sessel setzen.
- Sie haben weder einen vollen Magen, noch gerade Alkohol getrunken.
- Sie tragen lockere Kleidung aus Naturfasern, synthetische Kleidungsstücke behindern die Hautatmung. Sie sollten ge-

Griff-Technik

Nehmen Sie sich Zeit und Ruhe

nerell auf enge, den Körper einschnürende Kleidung verzichten, denn sie kann zu Lymphstauungen führen.
• Sie wählen die Tageszeit der Behandlung frei nach Ihrem Zeitplan, Hauptsache, Sie haben Ruhe und Zeit. Morgens nach dem Aufstehen oder abends vor dem Einschlafen wird die Lymphdrainage von vielen Menschen als am angenehmsten empfunden. Wichtig ist, daß Sie die Behandlung täglich durchführen – falls Sie eine längere Sitzung nicht durchführen mögen oder können, machen Sie zweimal täglich eine kürzere.
• Sie unterbrechen die Massage, sobald Sie das Gefühl haben, sich dabei zu verspannen, und lockern Ihre Arme und Hände durch Ausschütteln, bevor Sie mit der Behandlung fortfahren.
• Sie beenden die Behandlung beim Auftreten von Beschwerden (→ Seite 32).

Griff-Technik

Die Lymphdrainage als ärztlich verordnete Therapie ist eine in der Griff-Technik vielseitige Massageform, die nur von Fachleuten ausgeführt werden kann. Es gibt aber einige Griffe, die für die Selbstbehandlung – und für die Behandlung anderer – geeignet sind.
In den Anleitungen zur Behandlung (Beschreibung der einzelnen Griffe) spreche ich von einer Pumpbewegung zum Herzen hin – damit wird der Transport der Lymphe über die Lymphabflußstellen zur Einmündung in die Schlüsselbeingrube gefördert. Diese Anleitung ist mit »zum Herzen hin« oder »herzwärts« angegeben.

Diese Techniken dürfen Sie anwenden

• *Bitte beachten Sie*: Das körpernahe Gebiet und die Lymphknotensammelstellen werden immer vor den entfernt gelegenen Regionen behandelt, um in den Lymphgefäßen für die nachströmende Lymphe Platz zu schaffen.

Stellen Sie sich bei der Behandlung die Lymphbahnen perlenkettenartig mit eingeschalteten Lymphknoten vor, jeder

Griff-Technik

Lymphknoten wird äußerst zart pumpend massiert. Denken Sie beim Pumpen daran, was Ihre Hände gerade tun, und sagen Sie sich das Wort »Pumpen« dabei vor:
Bei der Silbe »Pum« verschiebt die Hand die Haut, sie verstärkt den Druck und führt den ersten Halbkreis aus; diese Bewegung dauert etwas länger als die darauf folgende Halbkreis-Bewegung.
Bei der Silbe »pen« wird kein Druck mehr ausgeübt, mit der zweiten Halbkreis-Bewegung, die etwas kürzer ist als die erste, wird der Druck auf Null verringert und der Kreis vollendet.
Die Druck- und Pumprichtung halten Sie immer in Fließrichtung der Lymphabflüsse und zum Herzen hin ein.
Führen Sie die Massage sehr sanft aus, massieren Sie wie mit »Katzenpfötchen«. Kein Reißen, Ziehen oder Drücken, sondern nur zarte, »stehende« Kreisbewegungen mit geschmeidigen Fingern.
Auf die nun folgenden Griff-Techniken werde ich Sie in den einzelnen Beschwerdebildern noch einmal gesondert hinweisen.

»Stehende« Kreise

Griff-Technik 1: »Stehende« Kreise
● Legen Sie vier Finger flach auf die Haut und führen Sie zarte, »stehende« Kreise herzwärts aus.
● Verschieben Sie die Haut dabei kreisförmig, streichen Sie nicht nur einfach darüber.
● Verstärken Sie den Druck der Halbkreis-Bewegung herzwärts, in der Gegenrichtung nimmt der Druck ab bis auf Null – der Hautkontakt bleibt dabei erhalten. (Dieses An- und Abschwellen der Druckstärke erzeugt die Pumpwirkung.)
● Führen Sie stehende Kreise mit jeweils fünf, sieben oder neun Kreisbewegungen aus.

Griff-Technik 2: Überkreuzgriff

Überkreuzgriff

● Legen Sie beide Hände überkreuz unter dem Kinn an, so daß die beiden Zeigefinger direkt unter dem Unterkiefer liegen, die Daumen sind abgespreizt.
● Führen Sie mit den beiden Zeigefingerkanten eine sanft pumpende Kreisbewegung in Richtung der Ohren aus.

Griff-Technik

- Massieren Sie in »stehenden« Kreisen mit vier flach angelegten Fingern zur Entleerung der Halslymphknoten, aber mit überkreuzten Händen.

Griff-Technik 3: Kreisende Pumpbewegungen

Kreisende Pumpbewegungen

- Legen Sie die ganze Hand flach auf die Haut.
- Heben Sie Ihr Handgelenk leicht an und senken Sie es – rechtsdrehend – wieder ab. Die Bewegung des Handgelenks wirkt hierbei pumpend, die Haut leicht verschiebend, auf den behandelten Bereich ein.
- Die Finger sind gestreckt und bleiben während der Drehbewegung des Handgelenks in Kontakt mit der Haut.
- In der Leistenbeuge können Sie die andere Hand zur Verstärkung des Drucks auf die massierende Hand legen.
- Massieren Sie entweder Schritt für Schritt mit jeweils fünf, sieben oder neun Kreisen oder spiralförmig zum Herzen hin.

Abwandlung von Griff-Technik 3:
- Umgreifen Sie mit der ganzen Handfläche Ihren Oberschenkel oder Ihren Arm, die Finger werden flach aufgelegt und gestreckt, die Daumen sind dabei weit abgespreizt.
- Pumpen Sie, die Haut dabei zum Herzen hin verschiebend, in rechtsdrehenden beziehungsweise linksdrehenden Kreisen. Die Druckbetonung liegt gleichermaßen auf allen Fingern.

Griff-Technik 4: Saug-Pump-Griff

Dieser Griff heißt Saug-Pump-Griff, weil hier eine Saugwirkung mit der ganzen Handinnenfläche und den vier flach aufgelegten Fingern und gleichzeitig eine wellenartige Pumpwirkung mit dem Handballen erzielt wird.

Saug-Pump-Griff

- Die ganze Handinnenfläche schmiegt sich zart der angegebenen Körperstelle an.
- Führen Sie mit der Handinnenfläche pumpende, an- und abschwellende Saug-Pump-Kreisbewegungen herzwärts aus.
- Die Handinnenfläche bleibt in ständigem Kontakt mit der Haut, verstärkt den Druck und läßt ihn bis auf Null abklingen.
- Den Saug-Pump-Griff immer zum Herzen hin ausführen!

Beschwerdebilder von Kopf bis Fuß

Entleerung der Halslymphknoten

Vor jeder Behandlung führen Sie diese Entleerung durch. So wird gleich zu Beginn der gesamte Lymphkreislauf stimuliert.

Bitte beachten Sie: Massieren Sie sehr sanft, die Haut darf sich nicht röten, und es darf nie wehtun.

Die Behandlung

● Legen Sie Ihre Hände flach mit vier Fingern zu beiden Seiten des Halses unter den Ohren an, der Daumen ist dabei angewinkelt. Sie können Ihre Hände auch überkreuz anlegen, vielleicht ist dieser Griff angenehmer für Sie (→ Zeichnung 1).

● Massieren Sie mit sehr sanften Kreisbewegungen Punkt für Punkt bis zu den Schultern, wobei Sie den Druck nach unten hin leicht verstärken, so erzielen Sie eine Pumpwirkung (→ Zeichnung 2).

● Überkreuzen Sie Ihre Hände (falls Sie nicht schon die ganze Zeit mit überkreuzten Händen gearbeitet haben), und behandeln Sie Punkt für Punkt herzwärts bis zur Schlüsselbeingrube (→ Zeichnung 3).
In der Schlüsselbeingrube liegt die Schaltzentrale des Lymphkreislaufes, hier fließt die Lymphe aus dem ganzen Körper zusammen.

● Überkreuzen Sie Ihre Hände, legen Sie die Zeigefinger unter der Kinnspitze an, die Daumen sind zur Halsseite hin abgespreizt (→ Zeichnung 4). Massieren Sie mit sanften Kreisbewegungen Punkt für Punkt, bis Ihre Hände wieder unter den Ohren liegen.

● Legen Sie die Hände hinten am Hals unter dem Haaransatz flach mit vier Fingern an (→ Zeichnung 5) und massieren Sie seitwärts am Knochen entlang zu den Ohren, bis Ihre Hände wieder oben zu beiden Seiten des Halses liegen.

● Massieren Sie erneut die Halslymphknoten seitlich des Halses hinab bis zur Schlüsselbeingrube.

● Greifen Sie seitlich des siebten Halswirbels (→ Zeichnung 6), und massieren Sie von dort über die Schulter bis zur Schlüsselbeingrube.

Dauer der Behandlung: 15 bis 20 Minuten.

Entleerung der Halslymphknoten

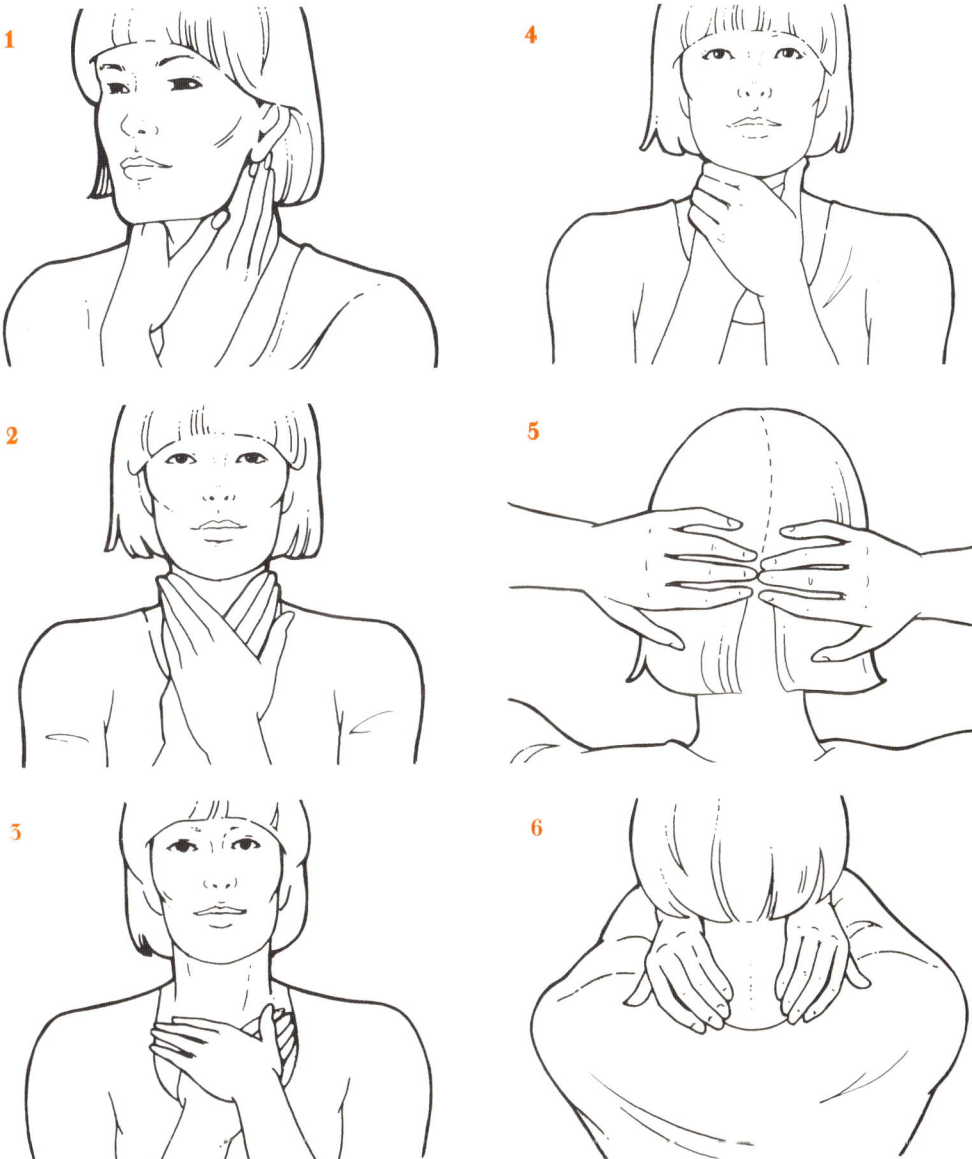

Erste Anzeichen einer Erkältung

Schon bei den ersten Anzeichen einer Erkältung sollten Sie diese Behandlung durchführen; der Ausbruch einer Infektion ist dadurch meist zu verhindern.
Auch bei Heuschnupfen ist diese Behandlung sehr wirksam, allergische Reaktionen des Körpers werden dadurch abgeschwächt.

Bitte beachten Sie: Falls sich Ihr Zustand verschlechtert, Sie Fieber bekommen oder sich der Infekt ausbreitet, begeben Sie sich bitte in ärztliche Behandlung.
Bei dieser Behandlung werden die Griff-Techniken 1 und 2, Seite 34, angewendet.

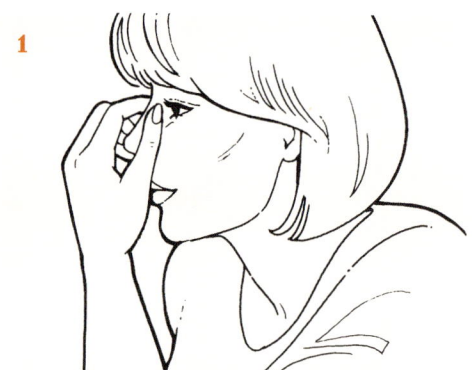

1

Die Behandlung

● Beginnen Sie mit der Entleerung der Halslymphknoten (→ Seite 36).

● Greifen Sie mit Daumen und Zeigefinger an Ihren Nasenrücken und massieren ihn sanft pumpend nach unten zum Herzen hin (→ Zeichnung 1).

● Sie können den Behandlungspunkt millimeterweise nach oben oder unten verschieben, die Druckstärke variieren und so ausprobieren, was für Sie am besten ist.

● Schließen Sie die Behandlung ab mit der Entleerung der Halslymphknoten (→ Seite 36).

Dauer der Behandlung: 10 bis 20 Minuten.

Verstopfte Nase

Verstopfte Nase

Eine durch Heizungsluft, Klimaanlagen, Staub- und Rußpartikel chronisch verstopfte Nase mit gereizten und ausgetrockneten Schleimhäuten können Sie mit diesem Griff sehr gut behandeln. Sie sollten den Griff jeden Morgen anwenden und zusätzlich einmal täglich eine Entleerung der Halslymphknoten (→ Seite 36) durchführen.
Die Nasenschleimhäute schwellen ab und werden durch die intensive Durchlymphung wieder feucht. Eine gut durchfeuchtete Nasenschleimhaut kann das Eindringen von Krankheitserregern in den Körper besser verhindern.
Je häufiger Sie auf diese Weise massieren, desto schneller stellt sich der Erfolg ein – die Nase wird frei.

Bitte beachten Sie: Falls durch die Lymphdrainage eine versteckte Erkältung zum Ausbruch kommt und Fieber auftritt, begeben Sie sich bitte in ärztliche Behandlung.
Bei dieser Behandlung werden die Grifftechniken 1 und 2, Seite 34, angewendet.

Die Behandlung

Wenn morgens nach dem Aufwachen eine Nasenseite verstopft ist, drehen Sie Ihren Körper so zur Seite, daß die freie Nasenseite unten liegt.

● Greifen Sie mit Daumen und Zeigefinger oben an den Nasenrücken (→ Zeichnung 1) und massieren sanft kreisend so lange an der gleichen Stelle zum Herzen hin, bis die Luft wieder ungehindert durch die Nase strömt.

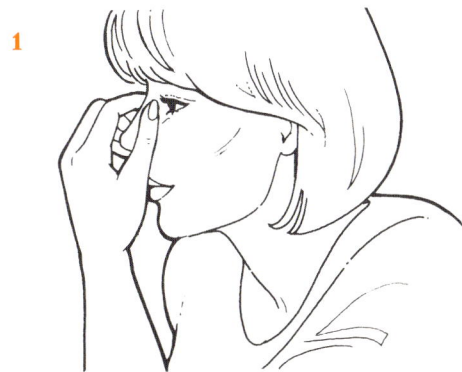

1

● Falls sich nun die andere Nasenseite schließt, drehen Sie sich auf die andere Seite und behandeln den Nasenrücken auf die gleiche Weise.

● Sie können den Behandlungspunkt millimeterweise nach oben oder unten verschieben, die Druckstärke variieren und so ausprobieren, was für Sie am besten ist.

● Zum Abschluß der Behandlung führen Sie eine Entleerung der Halslymphknoten (→ Seite 36) durch.

● Auch wenn Sie beim ersten Massieren noch keinen Erfolg haben, sollten Sie die Behandlung unbedingt täglich durchführen.

Dauer der Behandlung: 10 bis 20 Minuten.

Kopfschmerzen, Migräne

Sind die Kopfschmerzen durch Blockaden, Verkrampfungen oder Verspannungen verursacht, löst die Lymphdrainage diese Stauungen auf und bringt die Lymphe wieder zum Fließen. So konnte auch vielen Patienten mit Migräne geholfen werden.

Bitte beachten Sie: Vor einer Behandlung mit Lymphdrainage müssen in jedem Fall die Ursachen für die Kopfschmerzen oder die Migräne vom Arzt abgeklärt sein. Liegen organische Störungen bei Ihnen vor, gehören Sie in ärztliche Behandlung, die Lymphdrainage ist in diesem Fall nicht angezeigt.
Eine Verschlimmerung der Beschwerden ist anfangs durchaus möglich, in seltenen Fällen können Migräneschübe durch die Lymphdrainage erst ausgelöst werden. Während eines Migräneanfalls dürfen Sie nicht behandeln, da sich die Schmerzen dadurch verstärken können.
Die Migräneanfälle treten durch die Behandlung mit der Lymphdrainage immer seltener und schwächer auf und bleiben schließlich aus.
Bei dieser Behandlung werden die Griff-Techniken 1, 2 und 4, Seite 34 und 35, angewendet.

Die Behandlung

● Beginnen Sie mit der Entleerung der Halslymphknoten (→ Seite 36).

● Legen Sie beide Hände flach vor dem Ohr an (→ Zeichnung 1) und führen Sie eine sanfte Pumpmassage zum Herzen hin aus.

● Die Hände rutschen zur Gesichtsmitte, wobei die Handballen auf den Wangen und die Finger auf der Stirn über den Augen liegen (→ Zeichnung 2); massieren Sie seitlich in Richtung der Ohren.

● Greifen Sie mit beiden Mittelfingern links und rechts neben die Nasenwurzel (→ Zeichnung 3), und massieren Sie sanft kreisend zum Herzen hin.

● Legen Sie die Handballen auf die Schläfen, die Finger greifen dabei über den Kopf (→ Zeichnung 4), und führen Sie mit der gesamten Handfläche eine sanft pumpende Kreisbewegung in Richtung des Herzens auf der Kopfhaut aus.

● Die Hände liegen auf der Stirn über den Augen (→ Zeichnung 5) und führen sanft pumpende Kreisbewegungen zu den Schläfen hin aus.

● Punkt für Punkt massieren Sie mit den Fingern immer am Mittelscheitel entlang über den Hinterkopf, wobei die Handinnenfläche aufliegt und den Kopf umschließt (→ Zeichnung 6), bis zum Ansatz der Nackenmuskeln.

● Schließen Sie die Behandlung ab mit der Entleerung der Halslymphknoten (→ Seite 36).

Fortsetzung siehe Seite 42

Kopfschmerzen, Migräne

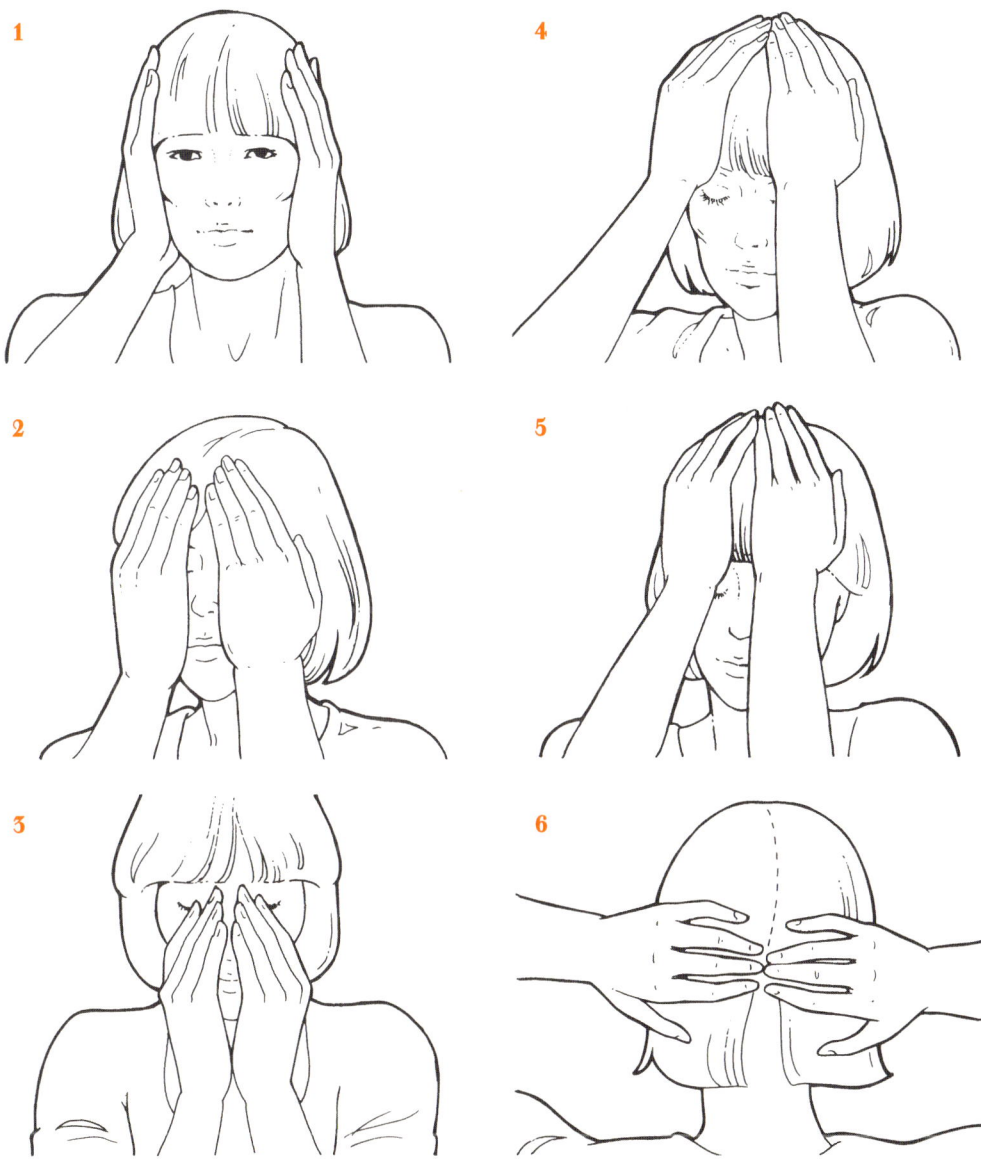

Achten Sie bitte darauf, an welcher Stelle des Kopfes Sie besondere Erleichterung empfinden, und massieren Sie hier etwas länger. Die Verspannung, die an diesem Punkt lokalisiert ist, wird durch die Lymphdrainage gelöst.

Dauer der Behandlung. In den meisten Fällen genügt es, die Massage 15 bis 20 Minuten lang auszuführen, bei sehr starken Kopfschmerzen können Sie bis zu 30 Minuten behandeln.
Bei Migräne empfiehlt sich, in anfallfreien Zeiten regelmäßig dreimal pro Woche je 20 Minuten zu behandeln.

Schmerzen nach einer Zahnextraktion

Schmerzen nach einer Zahnextraktion

Nach einer Zahnextraktion ist es ratsam, möglichst bald mit der Lymphdrainage zu beginnen; sie beschleunigt die Wundheilung und lindert die Schmerzen. In vielen Fällen ist es dadurch möglich, auf den Einsatz von Schmerzmitteln zu verzichten.

Bitte beachten Sie: Nehmen die Schmerzen zu, könnte eine Wundinfektion vorliegen; Sie sollten dann nicht massieren und sich in ärztliche Behandlung begeben.
Bei dieser Behandlung werden die Griff-Techniken 1, 2 und 4, Seite 34 und 35, angewendet.

Die Behandlung

● Beginnen Sie (in diesem Fall besonders sanft) mit der Entleerung der Halslymphknoten (→ Seite 36).

● Massieren Sie die Lymphknoten unter dem Kinn mit sehr sanften Pumpbewegungen zum Hals hin. Dazu kreuzen Sie die Hände und legen die Zeigefinger unter die Unterkieferknochen (→ Zeichnung 1).

● Legen Sie Ihre Hände auf die Wangen, der Daumen liegt unter dem Unterkiefer und zeigt zum Ohr (→ Zeichnung 2), und massieren Sie sehr sanft in pumpenden Kreisbewegungen zum Herzen hin.
Dieser Griff wird als sehr schmerzlösend und wohltuend empfunden und kann bis zu 15 Minuten ausgeführt werden.

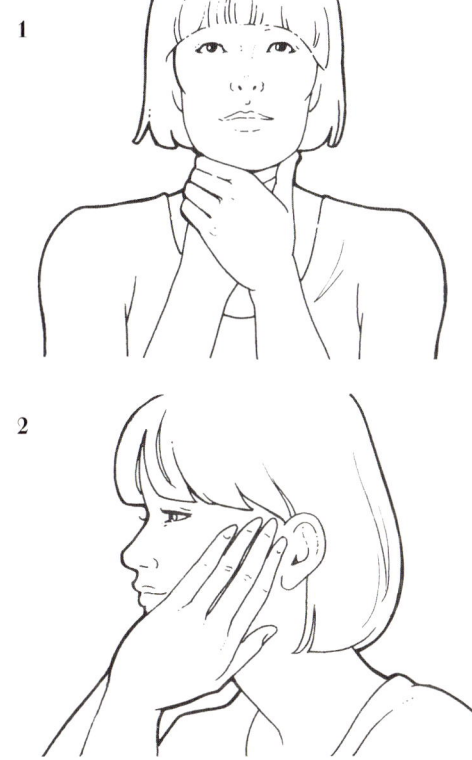

1

2

● Schließen Sie die Behandlung ab mit der Entleerung der Halslymphknoten (→ Seite 36).

Dauer der Behandlung: 20 bis 30 Minuten.

Gesichtsschwellungen

Bei müder, welker Gesichtshaut, Tränensäcken, unreiner Haut und Akne oder einem durch Allergien geschwollenen Gesicht hat sich diese Behandlung bewährt.

Bitte beachten Sie: Lassen Sie vor einer Selbstbehandlung vom Arzt klären, ob sich hinter Ihrer unreinen Haut Stoffwechsel- oder Hormonstörungen verbergen und Ihre Schwellungen im Gesicht durch Wasseransammlungen infolge einer Herz- oder Nierenschwäche entstanden sind.
Bei dieser Behandlung werden die Grifftechniken 1, 2 und 4, Seite 34 und 35, angewendet.

Die Behandlung

- Beginnen Sie mit der Entleerung der Halslymphknoten (→ Seite 36).

- Von der Kinnmitte aus massieren Sie den Unterkiefer, dann unter den Lippen und über den Lippen seitwärts in Richtung der Ohren (→ Zeichnung 1 und 2).

- Wandern Sie mit beiden Händen von der Nasenspitze sanft kreisend hoch bis zur Nasenwurzel (→ Zeichnung 3).

- Legen Sie die Hände flach auf die Wangen (→ Zeichnung 4), und führen Sie mit den Fingern sanft pumpende Bewegungen zu den Lymphknoten unter dem Kinn aus.

- Führen Sie eine weitere Entleerung der Halslymphknoten (→ Seite 36) durch.

- Legen Sie beide Hände flach über den Augenbrauen auf die Stirn (→ Zeichnung 5), und massieren Sie mit der flachen Hand jeweils seitwärts zu den Schläfen.

- Schließen Sie die Behandlung ab mit einer weiteren Entleerung der Halslymphknoten (→ Seite 36).

Dauer der Behandlung: täglich etwa 15 Minuten.

Gesichtsschwellungen

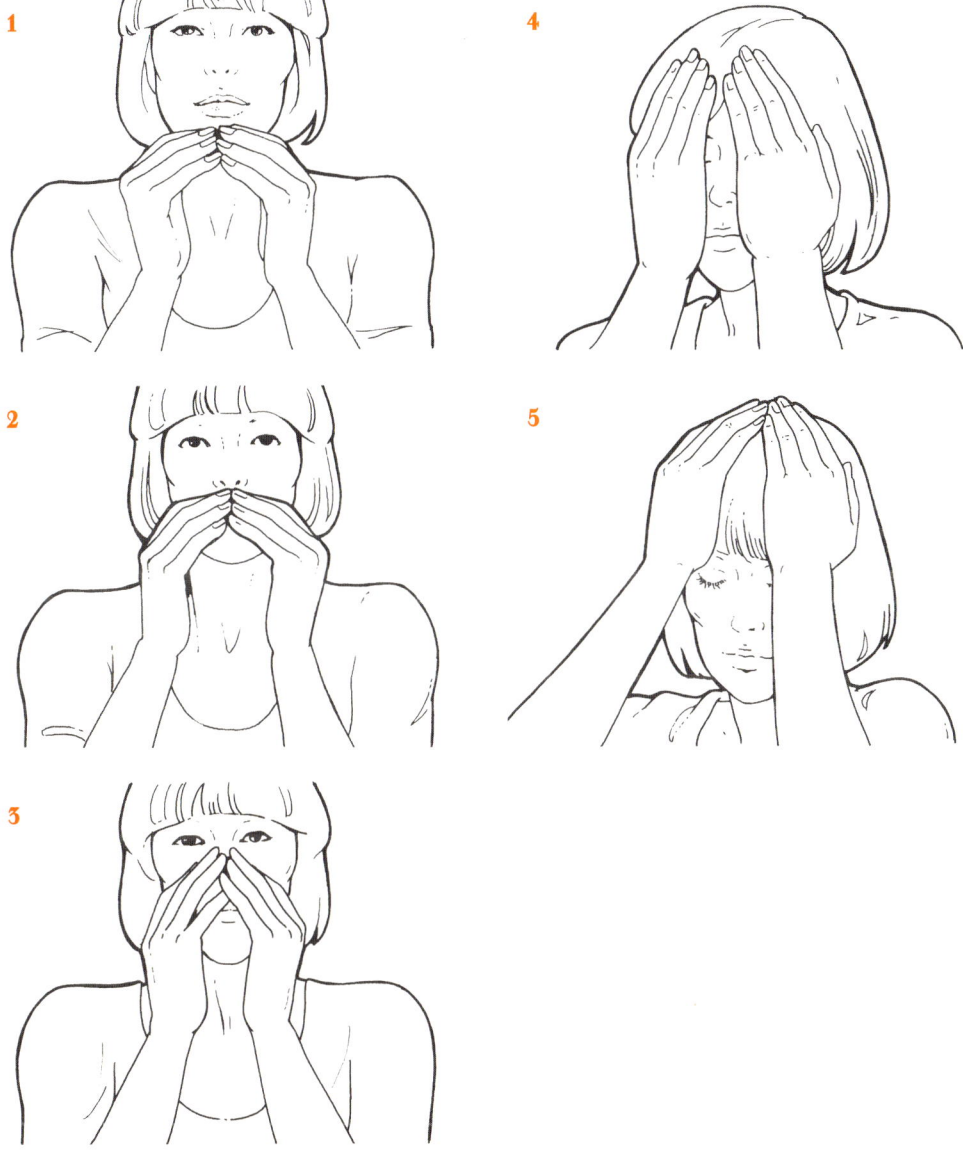

Heuschnupfen

Heuschnupfen ist eine Überreaktion der Schleimhäute auf allergieauslösende Stoffe wie Blütenpollen, Milben oder Staub.
Am häufigsten sind die Nasenschleimhäute und die Augen betroffen, die Folgen sind Nasenjucken und wäßrige Schleimabsonderungen aus der Nase, häufiges Niesen und gerötete, tränende und juckende Augen.
Auch hier ist die Behandlung mit der Lymphdrainage eine gute Hilfe. Wichtig ist jedoch, daß Sie schon vor dem Beginn der Pollenflugzeit, also vor dem Eintritt der akuten Beschwerden, mit der Lymphdrainagebehandlung beginnen.
Bei dieser Behandlung werden die Griff-Techniken 1, 2 und 4, Seite 34 und 35, angewendet.

Die Behandlung

● Beginnen Sie mit der Entleerung der Halslymphknoten (→ Seite 36).

● Von der Kinnmitte aus massieren Sie den Unterkiefer, dann unter den Lippen und über den Lippen seitwärts in Richtung der Ohren (→ Zeichnung 1 und 2).

● Wandern Sie mit beiden Händen von der Nasenspitze sanft kreisend hoch bis zur Nasenwurzel (→ Zeichnung 3).

● Legen Sie die Hände flach auf die Wangen (→ Zeichnung 4), und führen Sie mit den Fingern sanft pumpende Bewegungen zu den Lymphknoten unter dem Kinn aus.

● Legen Sie beide Hände flach über den Augenbrauen auf die Stirn (→ Zeichnung 5), und massieren Sie mit der flachen Hand jeweils seitwärts zu den Schläfen.

● Schließen Sie die Behandlung ab mit einer weiteren Entleerung der Halslymphknoten (→ Seite 36).

Dauer der Behandlung: täglich 15 bis 20 Minuten.

Heuschnupfen

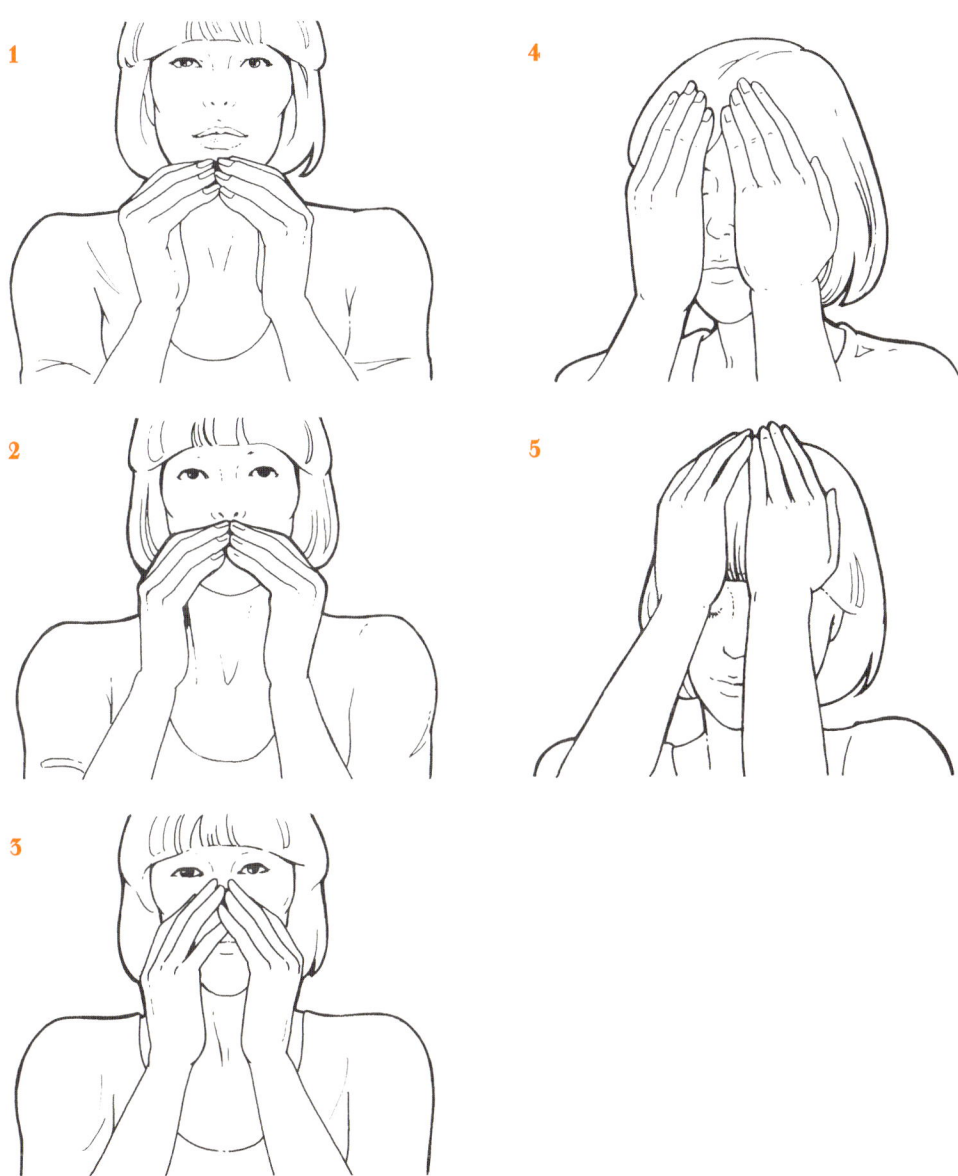

Haarausfall

Haarausfall kann sehr viele Ursachen haben, angefangen von relativ harmlosen, wie leichtem Vitamin- oder Mineralstoffmangel, bis hin zu ernstzunehmenden Krankheiten. Der Haarausfall beim Mann ist eine hormon- und anlagebedingte Erscheinung, die sich durch die Behandlung mit der Lymphdrainage hinauszögern läßt.
Auch eine Vergiftung oder Stoffwechselstörungen können Haarausfall verursachen. Eine andere häufig auftretende Form, der kreisrunde Haarausfall, ist wahrscheinlich auf eine allergische Reaktion des Körpers bestimmten Stoffen gegenüber zurückzuführen.
Unabhängig von den Ursachen des Haarausfalls ist die Lymphdrainage zur besseren Ernährung der Haarwurzeln und Durchlymphung der Kopfhaut sehr geeignet.

Bitte beachten Sie: Lassen Sie vor einer Behandlung mit der Lymphdrainage die Ursache für Ihren Haarausfall vom Arzt abklären. Bei dieser Behandlung werden die Griff-Techniken 1, 2 und 4, Seite 34 und 35, angewendet.

Die Behandlung

- Beginnen Sie mit der Entleerung der Halslymphknoten (→ Seite 36).

- Legen Sie beide Hände flach vor dem Ohr an (→ Zeichnung 1), und führen Sie eine sanfte Pumpmassage zum Herzen hin aus.

- Die Hände rutschen zur Gesichtsmitte, wobei die Handballen auf den Wangen und die Finger auf der Stirn über den Augen liegen (→ Zeichnung 2); massieren Sie seitlich in Richtung der Ohren.

- Die Hände liegen auf der Stirn über den Augen (→ Zeichnung 3), und führen sanft pumpende Kreisbewegungen zu den Schläfen hin aus.

- Legen Sie die Handballen auf die Schläfen, die Finger greifen dabei über den Kopf (→ Zeichnung 4), und führen Sie mit der gesamten Handfläche eine sanft pumpende Kreisbewegung in Richtung des Herzens auf der Kopfhaut aus.

- Punkt für Punkt massieren Sie mit den Fingern immer am Mittelscheitel entlang über den Hinterkopf, die Hände sind dabei flach aufgelegt und umschließen den Kopf bis zum Ansatz der Nackenmuskeln am Übergang vom Hinterkopf zum Hals (→ Zeichnung 5).

- Massieren Sie Punkt für Punkt, die Kopfhaut dabei kreisförmig verschiebend, vom Mittelscheitel in Richtung der Ohren.

Dauer der Behandlung: 15 bis 20 Minuten.

Haarausfall

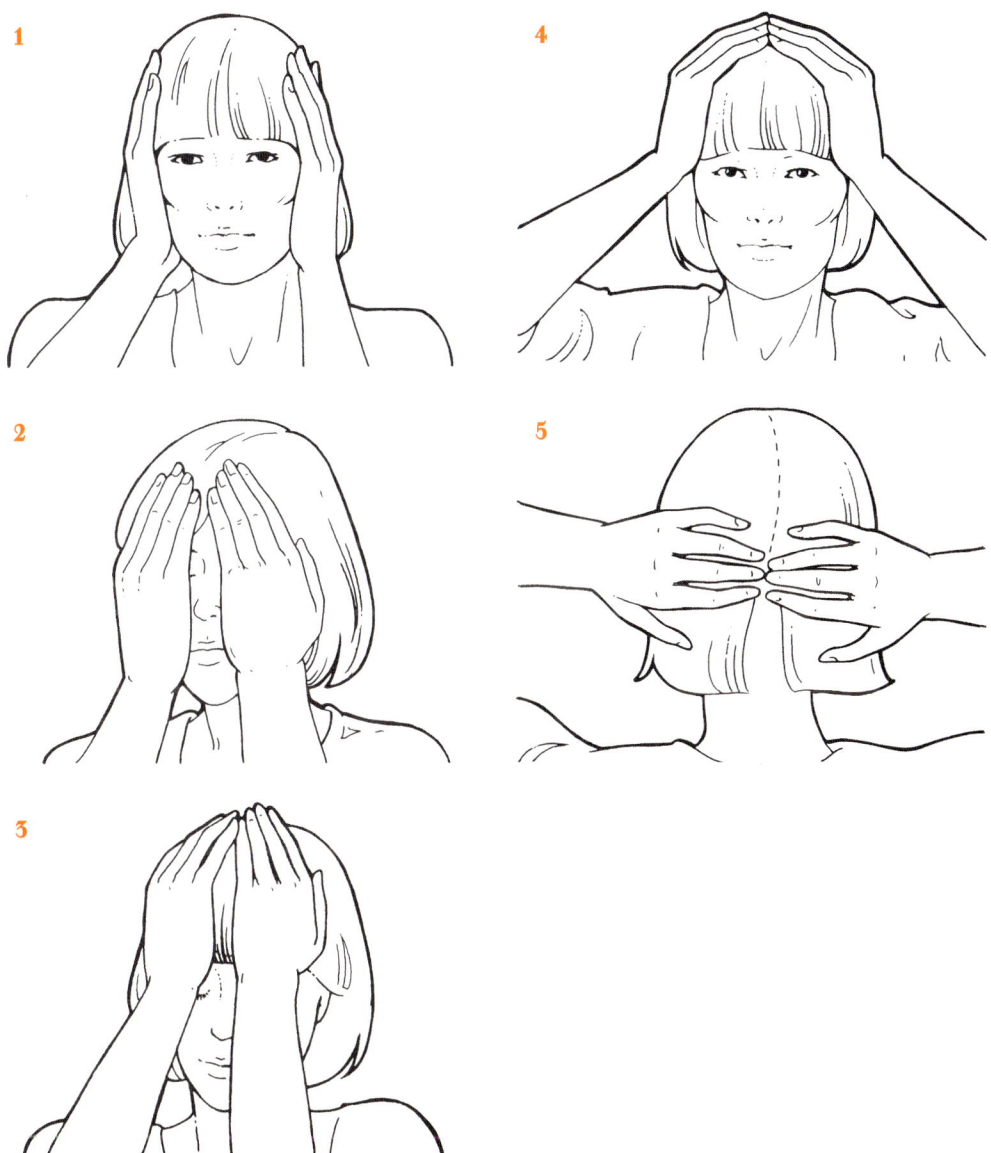

Ohrenschmerzen

Über die Eustachische Röhre, die vom Nasen-Rachen-Raum zum Mittelohr führt, stehen die Ohren in direktem Kontakt mit der Nase. Krankheitserreger wie Bakterien oder Viren können vom Nasen-Rachen-Raum über die Eustachische Röhre in das Mittelohr einwandern und so eine Infektion der Ohren verursachen. Deshalb ist es wichtig, die Nase in die Behandlung einzubeziehen.
Dazu wenden Sie den Griff auf den Nasenrücken an (→ Seite 39, Verstopfte Nase), damit sich die Nasenschleimhäute regenerieren.

Bitte beachten Sie: Klären Sie vor der Selbstbehandlung beim Arzt, ob eine akute Ohrenentzündung bei Ihnen vorliegt. In diesem Fall ist die Lymphdrainage nicht angezeigt.
Bei dieser Behandlung werden die Griff-Techniken 1, 2 und 4, Seite 34 und 35, angewendet.

Die Behandlung

● Beginnen Sie mit der Entleerung der Halslymphknoten (→ Seite 36).

● Legen Sie Ihre Hand flach auf das Ohr (→ Zeichnung 1), und massieren Sie es sanft pumpend zum Herzen hin.

● Die Hand rutscht nun vor das Ohr (→ Zeichnung 2) und behandelt es etwa 3 Minuten lang in der gleichen Weise.

● Führen Sie mit den Fingerkuppen sanft pumpende Kreisbewegungen um das Ohr herum aus (→ Zeichnung 3).

● Kreisen Sie mit den Fingerkuppen einige Minuten direkt unter dem Ohrläppchen (→ Zeichnung 4).

● Schließen Sie die Behandlung ab mit einer Entleerung der Halslymphknoten (→ Seite 36).

Dauer der Behandlung: 20 bis 30 Minuten.

Ohrenschmerzen

1

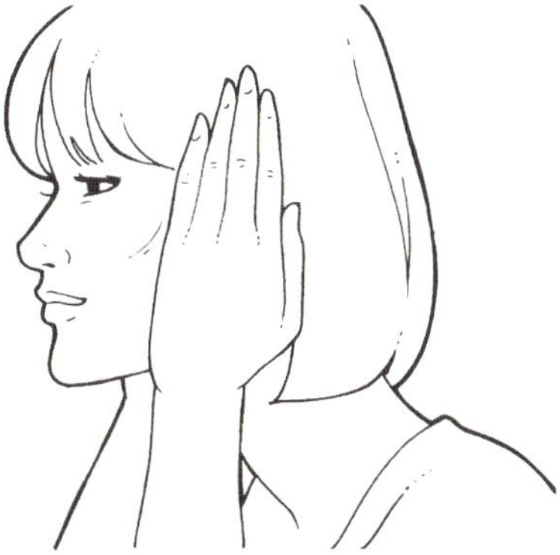

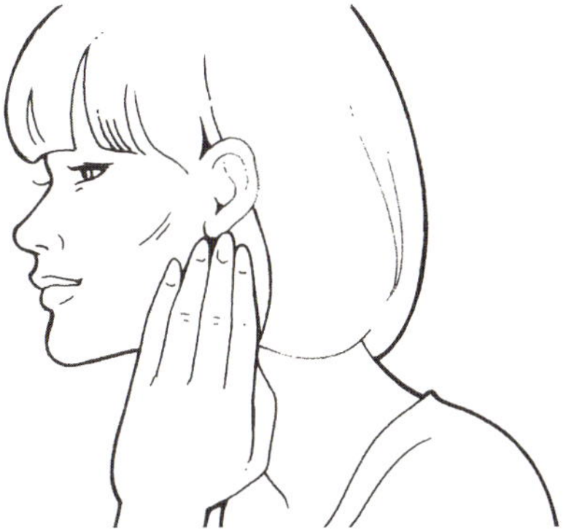

2

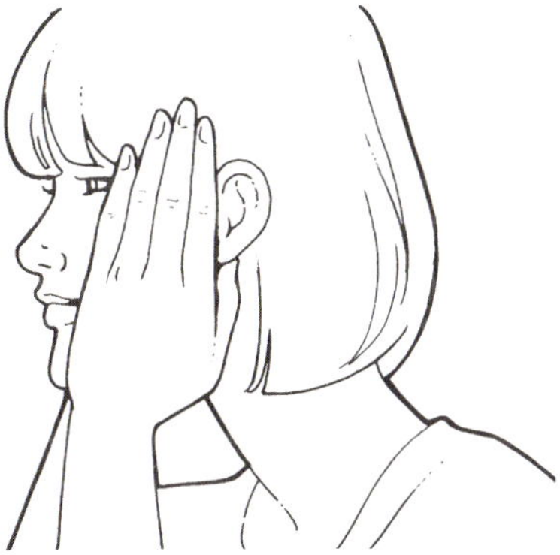

3

4

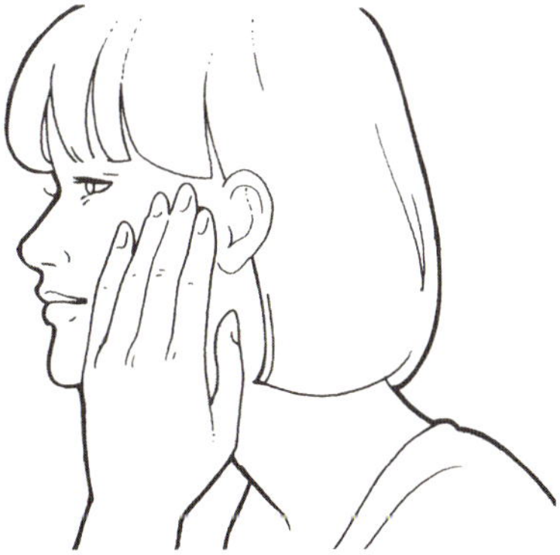

Halsschmerzen

Die Rachenmandeln sind wie die Nasenschleimhaut eine Barriere des Körpers, die ihn vor eindringenden Krankheitserregern schützt. In der Halsregion befinden sich besonders viele Lymphknoten, die für Abwehr, Schlackenabtransport und die Ernährung der umliegenden Gewebe sorgen.
Mit der Entfernung der Rachenmandeln wurde in den letzten Jahren oft zu leichtfertig und schnell gehandelt; heute versucht man eher wieder, die Rachenmandeln zu erhalten.
Wenn Sie Ihre Rachenmandeln noch haben, und es kündigt sich bei Ihnen eine Entzündung im Hals an, empfehle ich diese Behandlung.
Alle, denen die Rachenmandeln entfernt wurden, werden schon festgestellt haben, daß sich eine beginnende Erkältung weniger durch Halsschmerzen als vielmehr durch Beschwerden in den Stirn- und Nasennebenhöhlen oder in den Bronchien ankündigt.
Wenn Ihre Rachenmandeln entfernt wurden, sollten Sie einer beginnenden Erkältung mit den Behandlungen auf Seite 38 (Erste Anzeichen einer Erkältung) und Seite 39 (Verstopfte Nase) oder bei Reizung der oberen Luftwege mit der darauffolgenden Behandlung (Infekte und Reizzustände der oberen Luftwege → Seite 54) begegnen.
Bitte beachten Sie: Sollten Sie Fieber bekommen und Ihre Mandeln rot und eitrig sein, suchen Sie bitte einen Arzt auf; eine eitrige Mandelentzündung sollte nicht mehr mit der Lymphdrainage behandelt werden.

Wichtig: Vorne am Hals liegt die Schilddrüse, in dieser Region dürfen Sie nicht massieren.
Bei dieser Behandlung werden die Griff-Techniken 1 und 2, Seite 34, angewendet.

Die Behandlung

● Beginnen Sie mit der Entleerung der Halslymphknoten (→ Seite 36).

● Behandeln Sie die Lymphknoten unter dem Unterkiefer, indem Sie die Hände überkreuzen und die Zeigefinger unter dem Kiefer anlegen (→ Zeichnung 1), mehrere Male abwechselnd mit den Halslymphknoten.

● Legen Sie Ihre Hände etwas weiter vorne am Hals an (→ Zeichnung 2), und massieren Sie sehr sanft zum Herzen hin.
Versuchen Sie mit den Händen zu fühlen, wo Sie die Massage als besonders wohltuend empfinden. Sie werden bemerken, wie sich während der Behandlung Schleim absondert, denn die Anregung des Lymphflusses beschleunigt den Schlackenabtransport.

Dauer der Behandlung: 20 bis 30 Minuten.

Halsschmerzen

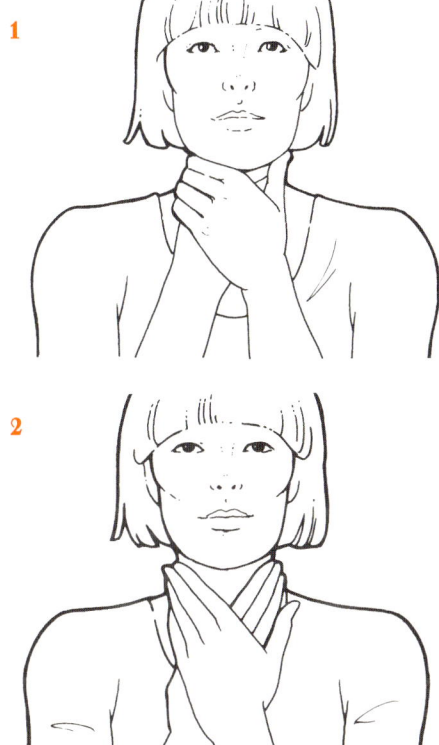

Infekte und Reizzustände der oberen Luftwege

Bei vielen Menschen, denen die Mandeln entfernt wurden, schlägt sich jede Erkältung sofort auf die Bronchien, besonders dann, wenn die Bronchien schon vorgeschädigt sind. Eine solche Vorschädigung kann durch eingeatmete schädliche Dämpfe oder Substanzen am Arbeitsplatz, aber auch durch Umwelt- oder Wohngifte (wie Formaldehyd oder Holzschutzmittel) verursacht sein.
Krankheiten, die mit einer Atemeinschränkung einhergehen, werden als besonders unangenehm empfunden. Diese Behandlung verschafft Erleichterung beim Durchatmen und wirkt daher sehr befreiend.
Sind die oberen Luftwege gereizt, etwa bei einer beginnenden Erkältung, einer Allergie oder bei einer Verschleimung der Bronchien, empfiehlt es sich, den oberen Rücken und den Brustbereich vor der Behandlung mit einer wärmenden Salbe einzureiben. Ihr Arzt oder Apotheker berät Sie gerne bei der Auswahl.
Achten Sie auf einen gut durchlüfteten und durchfeuchteten Raum. Zu diesem Zweck stellen Sie eine Schale mit Wasser auf die Heizung und geben ein paar Tropfen Pfefferminzöl oder andere Substanzen, die die Atemwege befreien, in das Wasser hinein. Eine weitere Möglichkeit ist, ein feuchtes Bettuch aufzuhängen.
Treffen Sie diese Maßnahmen, bevor Sie mit der Behandlung beginnen.

Bitte beachten Sie: Wenn die Erkältungsanzeichen in den Bronchien durch die Lymphdrainage nicht vergehen, sich der Husten verschlimmert oder Sie Fieber bekommen, begeben Sie sich unbedingt in ärztliche Behandlung.
Bei dieser Behandlung werden die Griff-Techniken 1, 2 und 4, Seite 34 und 35, angewendet.

Die Behandlung

● Beginnen Sie mit der Entleerung der Halslymphknoten (→ Seite 36).

● Legen Sie die Hände übereinander auf die Brust (→ Zeichnung 1), und massieren Sie langsam und beständig in die Tiefe des Brustkorbs. Die Hände werden übereinandergelegt, weil Sie so mehr Kraft haben, denn die Massage in dieser Haltung ist etwas anstrengend. Schon bald werden Sie merken, wie sich der zähe Schleim löst und Sie abhusten können.

● Legen Sie beide Hände gegeneinander flach auf den Brustkorb, spreizen Sie die Finger und legen diese in die Rippenzwischenräume (→ Zeichnung 2). Stimulieren Sie den Lymphfluß, indem Sie wieder tiefenwirksame, pumpende Kreisbewegungen in den Rippenzwischenräumen ausführen.

Dauer der Behandlung: 30 bis 40 Minuten; Sie können aber auch, bis sich der Husten löst und Sie wieder gut durchatmen können, bis zu 60 Minuten behandeln.

Infekte und Reizzustände der oberen Luftwege

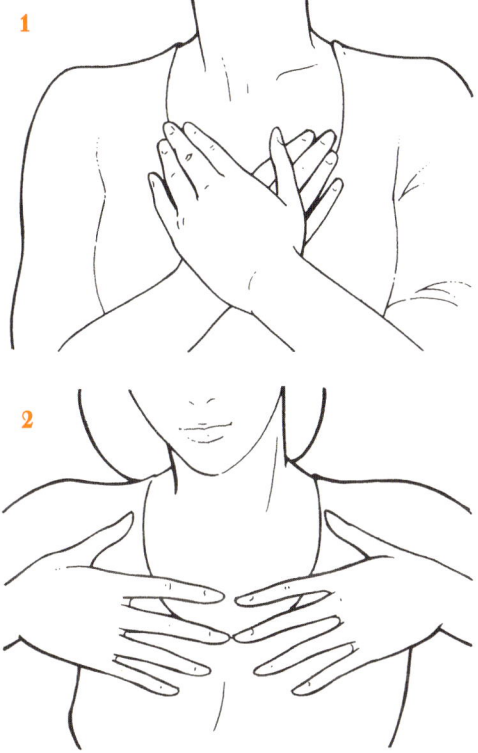

55

Spannungsgefühle in der weiblichen Brust

Bei ziehenden Schmerzen oder Spannungsgefühlen in der Brust – meistens vor dem Eisprung oder der Menstruation – kann die Lymphdrainage helfen; sie ist sanft genug, um der empfindlichen Brust nicht zu schaden.

Bitte beachten Sie: Jede knotige Veränderung der Brust müssen Sie sofort vom Arzt abklären lassen.
Bei dieser Behandlung werden die Griff-Techniken 1, 2 und 4, Seite 34 und 35, angewendet.

Die Behandlung

● Beginnen Sie mit der Entleerung der Halslymphknoten (→ Seite 36).

● Massieren Sie die Lymphknoten in der Achselhöhle (→ Zeichnung 1), indem Sie mit der flachen Hand eine sanfte, kreisende Pumpmassage in Richtung des Herzens ausführen.

● Ihre Hand greift um die Brust (→ Zeichnung 2) und massiert mit sanft kreisenden Pumpbewegungen zur Achselhöhle hin.

● Die Behandlung wird abwechselnd in der Achselhöhle und an der Brust ausgeführt, bis Schmerz und Spannung nachlassen. An der linken Seite wird mit der rechten Hand, an der rechten Seite mit der linken Hand massiert.

Dauer der Behandlung: 20 bis 30 Minuten.

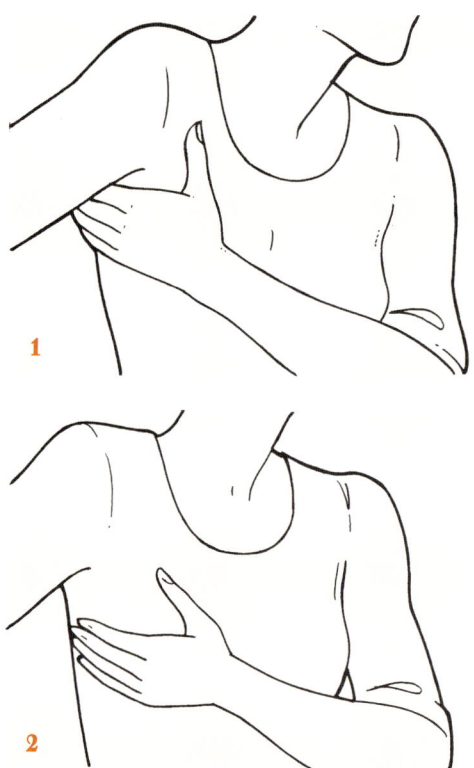

Blähungen

Blähungen

Bei Blähungsbeschwerden, die Sie auch sicher als solche einordnen können, kann Ihnen diese Behandlung helfen.

Bitte beachten Sie: Falls Sie sich nicht sicher sind, daß hinter Ihren Beschwerden keine ernstzunehmenden Krankheiten stecken, befragen Sie bitte Ihren Arzt, bevor Sie eine Selbstbehandlung durchführen. Jede länger dauernde Darmstörung, insbesondere wenn sie von Durchfällen begleitet wird, muß ärztlich abgeklärt werden.
Bei einer Schwangerschaft darf keine Bauchbehandlung durchführt werden!
Bei dieser Behandlung wird die Griff-Technik 1, Seite 34, angewendet.

Die Behandlung

● Beginnen Sie mit der Entleerung der Halslymphknoten (→ Seite 36).

● Legen Sie Ihre rechte Hand links in die Taille (→ Zeichnung 1), die linke Hand legen Sie zur Verstärkung auf die rechte Hand und massieren sanft und tiefgehend in Richtung Herz.

● Beschreiben Sie mit Ihren Bewegungen Punkt für Punkt einen Kreis: beginnend auf der linken Körperseite seitlich des Beckenrandes, weiter in die Körpermitte, oberhalb des Schambeinknochens, dann auf der rechten Körperseite neben dem Beckenknochen und zum Abschluß auf der rechten Seite in der Taille. Hier können Sie die Hände wechseln.

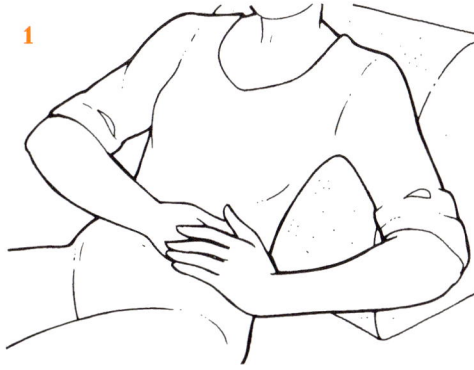

1

● Massieren Sie über die Bauchmitte zurück und wieder – wie zu Beginn der Behandlung – in der linken Taillenseite.

Dauer der Behandlung: 20 bis 30 Minuten.

Lymphstauungen im unteren Beckenbereich (Menstruationsbeschwerden)

Bauchschmerzen vor dem Eisprung sowie vor und während der Periode sind meist durch Verspannungen und Verkrampfungen im unteren Beckenbereich verursacht. Diese Krampfzustände im Unterleib und die damit verbundenen Lymphstauungen rufen die allmonatlich auftretenden Menstruationsbeschwerden hervor, zu deren Behandlung die Lymphdrainage eine gute Möglichkeit ist. Auch wenn Sie Probleme mit dem durch Verkrampfung verhinderten Durchbruch der Periode oder eine zu schwache Menstruation haben, können Sie durch die Lymphdrainage den Eintritt der Menstruation beschleunigen und auch ihre Stärke beeinflussen.

Bitte beachten Sie: Bauchschmerzen, die Sie nicht mit Sicherheit einordnen können, gehören in ärztliche Behandlung.
Bevor Sie mit einer Selbstbehandlung beginnen, sprechen Sie bitte mit Ihrem Gynäkologen über Ihr Vorhaben.
Bedenken Sie auch, daß Sie nur in der vormenstruellen Phase massieren sollten, eine Behandlung während der Menstruation könnte die Blutung verstärken.
Bei dieser Behandlung wird die Griff-Technik 1, Seite 34, angewendet.

Die Behandlung

● Beginnen Sie mit der Entleerung der Halslymphknoten (→ Seite 36).

● Legen Sie sich mit einer Stütze unter dem Oberkörper auf den Rücken, die Beine sind dabei etwas angewinkelt und leicht auseinandergestellt. Die Hände liegen links und rechts neben dem Beckenknochen flach auf (→ Zeichnung 1).

● Die Hände führen eine sanfte und tiefgehende Kreisbewegung Richtung Herz aus.

● Bessern sich die Krampfzustände, ruhen Sie etwas nach und bilden mit beiden Händen ein Dreieck (→ Zeichnung 2).

● Lassen Sie die Hände neben den Beckenknochen liegen, atmen Sie ruhig und bewußt bis zum unteren Beckenrand, und spüren Sie die Wärme Ihrer Hände. Das bewirkt eine zusätzliche Entspannung und Entkrampfung des Unterleibs.

Dauer der Behandlung: Die Behandlungszeit ist von Fall zu Fall – je nach Stärke der Beschwerden – verschieden; länger als 30 Minuten sollten Sie jedoch nicht massieren.

Lymphstauungen im unteren Beckenbereich (Menstruationsbeschwerden)

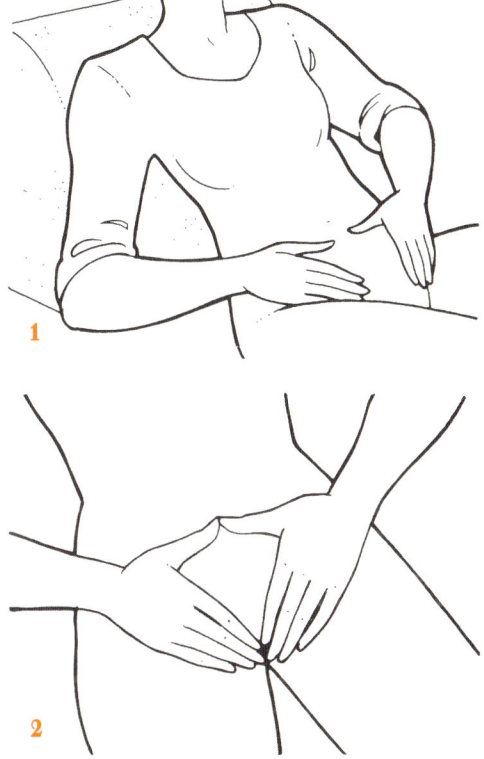

1

2

Stauungen in den Beinen, Cellulite

Zur Anregung des Lymphflusses in den Beinen und zur Behandlung von Cellulite ist die Lymphdrainage sehr gut geeignet.

Bitte beachten Sie: Stauungen in den Beinen, vor allem in der Knöchelgegend, können möglicherweise auf eine Herzschwäche oder auf Nierenstörungen hindeuten. Lassen Sie also vor einer Selbstbehandlung die Ursache vom Arzt abklären.
Falls Sie Krampfadern haben, ist eine Lymphdrainage zwar indiziert, Sie sollten sich dazu aber auf alle Fälle in die Behandlung eines darin erfahrenen Arztes begeben.
Bei dieser Behandlung werden die Griff-Techniken 1, 3 und 4, Seite 34 und 35, angewendet.

Die Behandlung

● Beginnen Sie mit der Entleerung der Halslymphknoten (→ Seite 36).

● Legen Sie sich mit einer Stütze im Rücken auf eine Liege oder ein Bett. Beide Hände liegen seitlich der Beckenknochen auf dem Unterbauch (→ Zeichnung 1). Massieren Sie Punkt für Punkt am Beckenrand entlang sanft pumpend in die Tiefe des Beckens, immer in Richtung Herz. Wiederholen Sie das mehrere Male.

● Umgreifen Sie mit beiden Händen den Oberschenkel (→ Zeichnung 2) und gehen, Punkt für Punkt sanft mit den Fingern herzwärts pumpend, tiefer bis zum Knie.

● Am Oberschenkel wenden Sie eine weitere Massagetechnik an: Legen Sie die Hände flach auf die angewinkelten Beine (→ Zeichnung 3), und massieren Sie mit sanft kreisenden Pumpbewegungen, wobei die Haut leicht verschoben wird, die Hand aber auf der zu behandelnden Stelle liegenbleibt. Die Kreisbewegungen werden immer in die gleiche Richtung ausgeführt; rechte Hand rechtsdrehend, linke Hand linksdrehend.

● Massieren Sie die Lymphknoten in der Kniekehle und von der Kniekehle abwärts zum Knöchel, dabei aber immer herzwärts pumpend, mit sanft kreisenden Pumpbewegungen.

● Behandeln Sie auch die Knöchel, um die herum häufig Stauungen auftreten.

● Zum Abschluß streichen Sie mit beiden Händen von unten nach oben die Beine aus. Zu diesem Zweck können Sie sich auch zwei Naturhaarbürsten mit sehr weichen Borsten kaufen und damit, so oft Sie es für nötig halten – auf jeden Fall aber abends vor dem Schlafengehen –, die Beine von unten nach oben ausstreichen, wobei sich die Haut nicht röten soll.

Dauer der Behandlung: täglich 20 bis 30 Minuten.

Stauungen in den Beinen, Cellulite

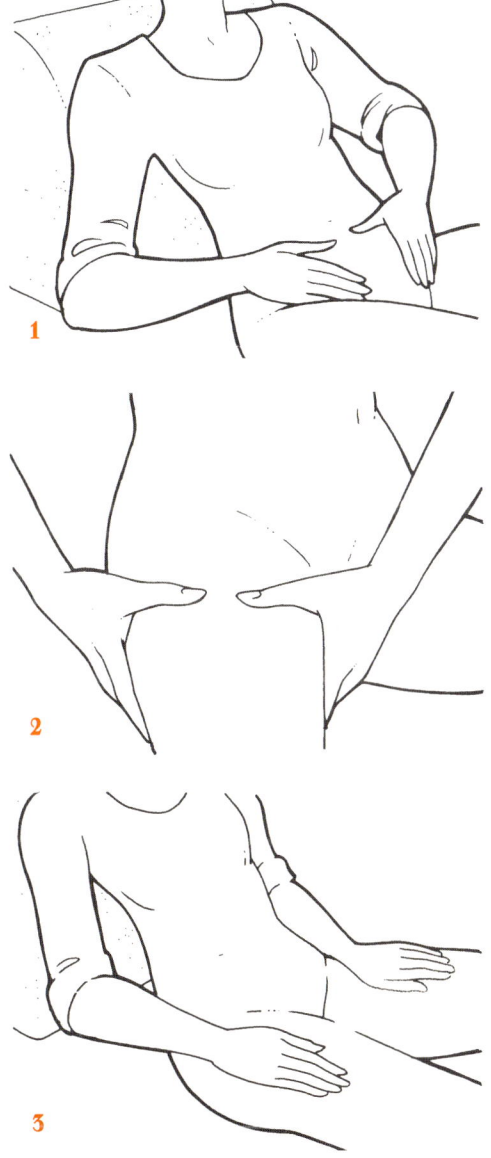

Tennisarm, Sehnenscheidenentzündung

Auslöser für die Beschwerden ist eine zu einseitige Belastung.
Sie sollten sich überlegen, inwieweit Sie Ihre Arbeits-, Lebens- und Freizeitgewohnheiten ändern und Ihre andere Hand mehr einsetzen können, um die überforderte Hand dadurch zu entlasten.
Denken Sie bitte bei der Behandlung mit der Lymphdrainage daran, daß sie als angenehm empfunden werden sollte, sie darf auf keinen Fall schmerzhaft sein. Massieren Sie also ganz sanft.

Bitte beachten Sie: Sollten sich Ihre Schmerzen verstärken, begeben Sie sich bitte in ärztliche Behandlung.
Bei dieser Behandlung werden die Griff-Techniken 1, 2, 3 und 4, Seite 34 und 35, angewendet.

Die Behandlung

● Beginnen Sie mit der Entleerung der Halslymphknoten (→ Seite 36).

● Massieren Sie die Lymphknotensammelpunkte des betroffenen Armes; dazu greift die flache Hand mit den vier Fingern in die Achselhöhle, der Daumen ist abgespreizt (→ Zeichnung 1). Die Massage wird sanft pumpend zum Herzen hin ausgeführt.

● Massieren Sie mit der flachen Hand, kreisförmig an einer Stelle oder spiralförmig, den Oberarm vom Ellenbogen bis zur Achselhöhle sanft pumpend in Richtung Herz, wobei Sie die Haut kreisförmig verschieben (→ Zeichnung 2).

● Behandeln Sie die Lymphknoten in der Ellbogenbeuge auf die gleiche Weise wie die Lymphknoten in der Achselhöhle.

● Die ganze Hand umschließt das Ellbogengelenk und massiert sanft herzwärts kreisend um das Gelenk herum (→ Zeichnung 3).

● Behandeln Sie den Unterarm ebenso wie den Oberarm sanft pumpend in Richtung Herz.

● Umschließen Sie mit der ganzen Hand das Handgelenk und massieren Sie sanft pumpend um das Gelenk herum in Richtung Herz (→ Zeichnung 4).

● Die Finger und der Daumen der einen Hand massieren in kleinen Kreisen, die einzelnen Finger der anderen Hand herzwärts (→ Zeichnung 5).

● Abschließend streichen Sie den ganzen Arm nach oben hin aus.

Dauer der Behandlung: Führen Sie die Behandlung möglichst zweimal täglich 15 bis 20 Minuten durch.

Tennisarm, Sehnenscheidenentzündung

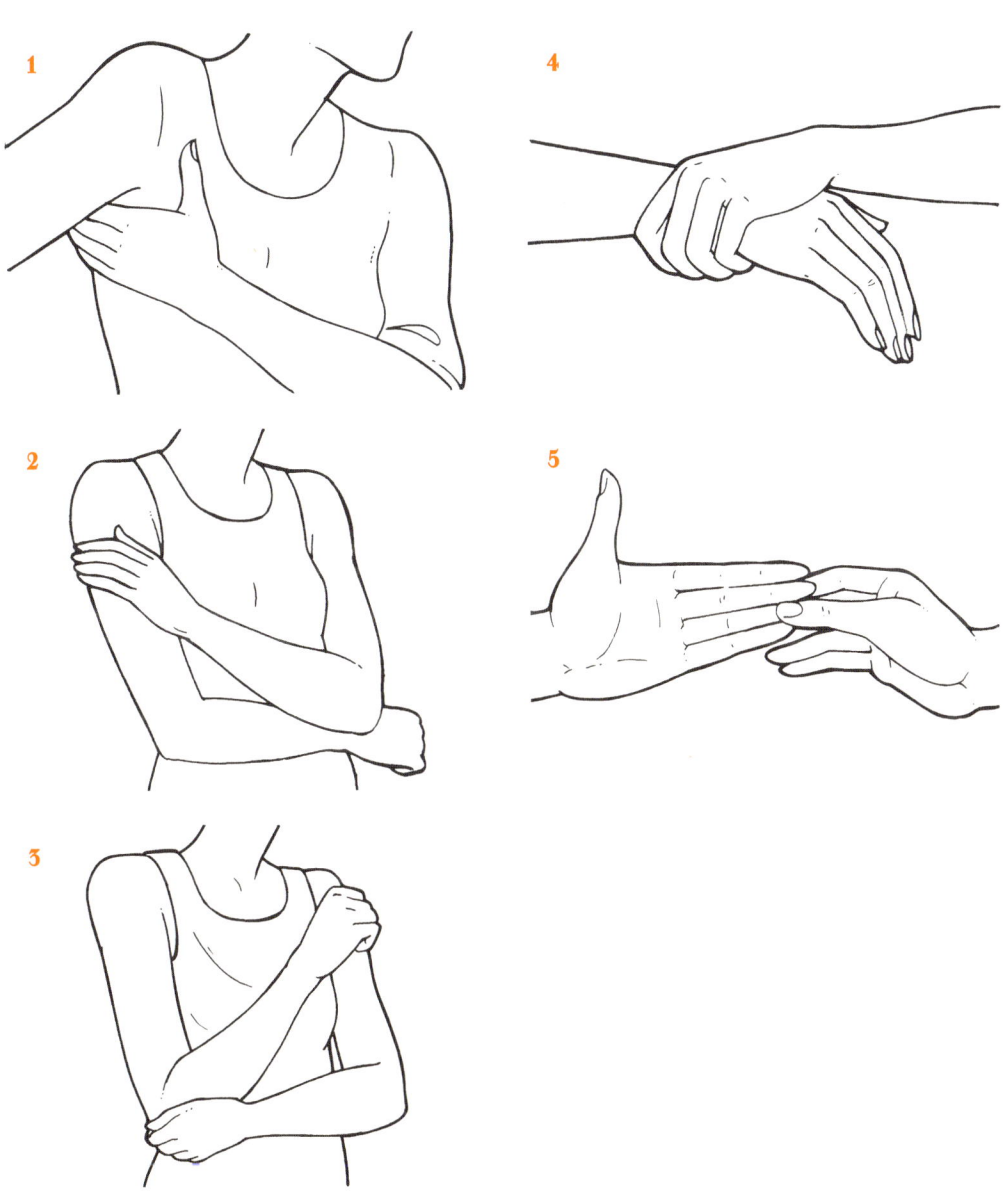

Arthrose/Hüftarthrose

Arthrose

Eine Arthrose ist, gleichgültig, in welchem Stadium sie sich befindet, durch die Lymphdrainage günstig zu beeinflussen. Bei beginnendem arthrotischem Geschehen zögert sie den Krankheitsverlauf hinaus und verschafft Linderung bei Schmerzen.
Neben der Selbsthilfe mit Lymphdrainage ist bei der Arthrose der unteren Extremitäten zu beachten, daß das Körpergewicht eine entscheidende Rolle spielt. Außer auf Ihr Gewicht sollten Sie auf ausreichende Bewegung achten, die jedoch nicht die Gelenke belasten sollte; Schwimmen und Radfahren sind dazu am besten geeignet.
Auch mit einer gesunden Ernährung können Sie einiges für Ihre Gelenke tun (→ Seite 8).

Bitte beachten Sie: Vor einer Selbstbehandlung sollten Sie vom Arzt eindeutig abklären lassen, daß es sich bei Ihren Beschwerden um eine Arthrose und nicht um eine Arthritis oder andere Gelenkerkrankungen handelt.
Falls Sie Krampfadern haben, erkundigen Sie sich bitte ebenfalls unbedingt bei Ihrem Arzt, ob Sie die Massage in der Leistenbeuge, an der Hüfte oder am Knie ausführen dürfen.

Hüftarthrose

Bei dieser Behandlung werden die Griff-Techniken 1, 2, 3 und 4, Seite 34 und 35, angewendet.

Die Behandlung

● Beginnen Sie mit der Entleerung der Halslymphknoten (→ Seite 36).

● Legen Sie sich mit einer Stütze im Rücken auf eine Liege. Massieren Sie mehrere Male die Lymphknoten in der Leistenbeuge neben den Beckenknochen Punkt für Punkt (→ Zeichnung 1) in Richtung des Herzens.

● Umgreifen Sie Ihren Oberschenkel in Höhe des Hüftgelenks und massieren mit abgespreiztem Daumen und allen Fingern in sanft kreisenden Pumpbewegungen herzwärts (→ Zeichnung 2).

● Massieren Sie auf die gleiche Weise hinunter bis zum Knie und die Lymphdrüsen in der Kniekehle.

● Am Oberschenkel wenden Sie eine weitere Massagetechnik an: Legen Sie die Hände flach auf die angewinkelten Beine (→ Zeichnung 3) und massieren mit sanft kreisenden Pumpbewegungen, wobei sich die Haut nur leicht verschiebt, die Hand aber auf der behandelten Stelle liegenbleibt. Die Kreisbewegungen werden immer in die gleiche Richtung ausgeführt; linke Hand linksdrehend, rechte Hand rechtsdrehend.
Grundsätzlich gilt: Zuerst die dem Herzen näherliegenden Lymphknoten behandeln, damit die Lymphe aus den entfernteren Körperteilen leichter abfließen kann.

Dauer der Behandlung: täglich 20 bis 30 Minuten.

Hüftarthrose

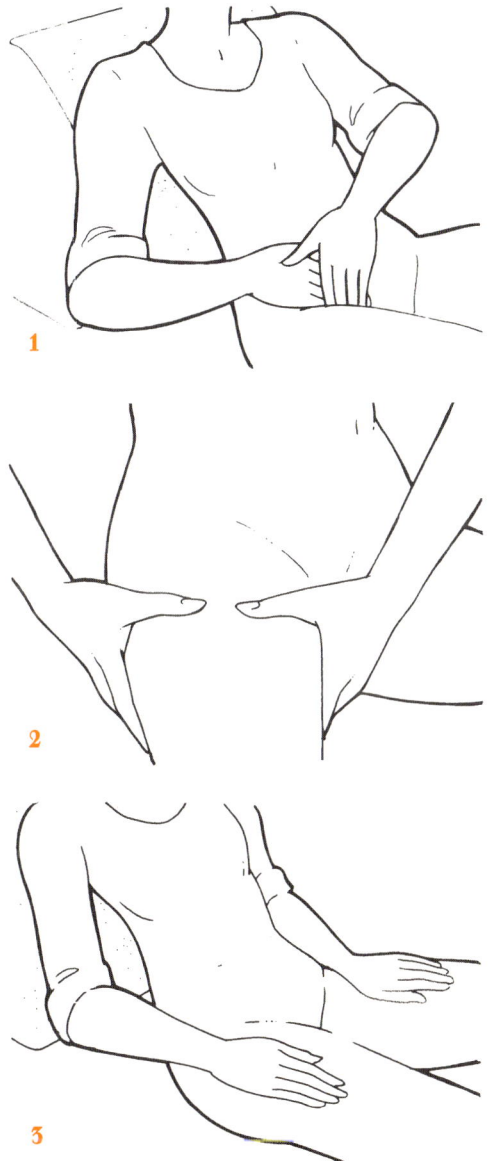

Kniearthrose

Auch eine Arthrose der Knie läßt sich durch die Behandlung mit der Lymphdrainage positiv beeinflussen, die Schmerzen können gelindert werden.

Bitte beachten Sie: Vor einer Behandlung mit der Lymphdrainage sollten Sie vom Arzt eindeutig abklären lassen, daß es sich bei Ihren Beschwerden um eine Arthrose, und nicht um eine Arthritis oder eine andere Gelenkerkrankung handelt.
Fragen Sie Ihren Arzt bitte auch, ob Sie die Entleerung der Lymphknoten in der Leistenbeuge und in der Kniekehle durchführen dürfen.
Bei dieser Behandlung werden die Griff-Techniken 1, 2, 3 und 4, Seite 34 und 35, angewendet.

Die Behandlung

● Beginnen Sie mit der Entleerung der Halslymphknoten (→ Seite 36).

● Legen Sie sich mit einer Stütze im Rücken auf eine Liege.

● Massieren Sie mehrere Male die Lymphknoten in der Leistenbeuge neben den Beckenknochen Punkt für Punkt in Herzrichtung (→ Zeichnung 1).

● Am Oberschenkel legen Sie die Hände flach auf die angewinkelten Beine (→ Zeichnung 2) und massieren Sie mit sanft kreisenden Pumpbewegungen, wobei sich die Haut leicht verschiebt, die Finger aber auf der behandelten Stelle liegenbleiben. Die Kreisbewegungen werden immer in die gleiche Richtung ausgeführt; linke Hand linksdrehend, rechte Hand rechtsdrehend.

● Umfassen Sie mit beiden Händen das Knie und massieren ausgiebig erst die Lymphknoten in der Kniekehle und dann mit den Fingern um das Kniegelenk herum (→ Zeichnung 3).

● Den Unterschenkel und die Knöchel behandeln Sie wie die Knie und das Kniegelenk.

● Zum Abschluß streichen Sie mit beiden Händen von unten nach oben die Beine aus. Zu diesem Zweck können Sie sich auch zwei Naturhaarbürsten mit sehr weichen Borsten kaufen und damit, so oft Sie es für nötig halten – auf jeden Fall aber abends vor dem Schlafengehen –, die Beine von unten nach oben ausstreichen. Die Haut sollte sich dabei aber nicht röten.
Grundsätzlich gilt: Zuerst die dem Herzen näherliegenden Lymphknoten behandeln, damit die Lymphe aus den entfernteren Körperteilen leichter abfließen kann.

Dauer der Behandlung: täglich 20 bis 30 Minuten.

Kniearthrose

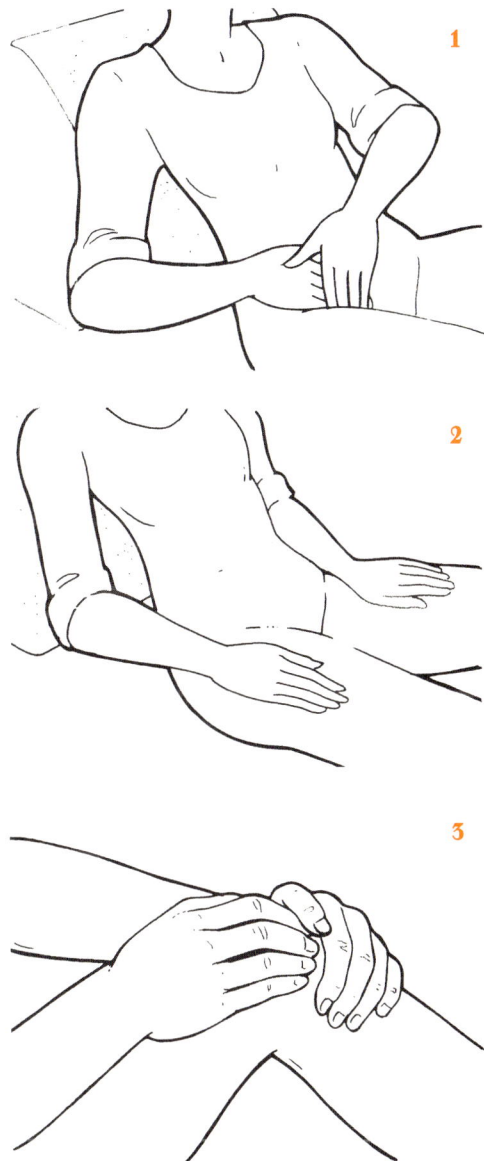

1

2

3

Verletzungen, Prellungen, Verstauchungen

Die Lymphdrainage hat sich als hervorragende Hilfe bei stumpfen Verletzungen, Prellungen und Verstauchungen aller Art erwiesen.

Bitte beachten Sie: Sobald sich die Schmerzen verschlimmern, oder falls Sie sich nicht im klaren darüber sind, ob eine ernstere Verletzung oder ein Bruch vorliegt, begeben Sie sich bitte in ärztliche Behandlung.
Bei dieser Behandlung werden die Griff-Techniken 1, 2, 3 oder 4, Seite 34 und 35, angewendet.

Die Behandlung

Hier gilt auch wieder die Grundregel: Die Massage darf nicht wehtun! Sie sollten das Gefühl haben, daß die Behandlung der schmerzenden Stelle guttut. Ist das nicht der Fall, dürfen Sie nicht weitermassieren!

● Die großen Lymphknotensammelpunkte liegen in der Schlüsselbeingrube, in der Achselhöhle und in der Leistengegend. Auf Seite 69 finden Sie eine Übersichtszeichnung, der Sie bitte die genaue Lage der Sammellymphknoten entnehmen.

Wo auch immer Sie eine Verletzung, Prellung oder Verstauchung erlitten haben, müssen Sie zuerst die dem Herzen näher-gelegenen Lymphknotensammelpunkte massieren, um den Lymphabfluß anzuregen.

● Punkt für Punkt nähern Sie sich der geprellten, verstauchten oder verletzten Stelle. Massieren Sie pumpend äußerst sanft in Richtung Herz, bis der Schmerz verschwunden ist.
Wenn Sie sanft massieren, können Sie auch die geprellte oder gestauchte Stelle behandeln. Eine Schwellung kann so verhindert werden.
Sollten Sie eine offene Wunde haben, dürfen Sie niemals auf der Wunde behandeln, sondern nur oberhalb davon; für den Kopfbereich nur entsprechend unterhalb davon, um eine schnellere Wundheilung zu erreichen.

Dauer der Behandlung: 30 bis 45 Minuten.

Verletzungen, Prellungen, Verstauchungen

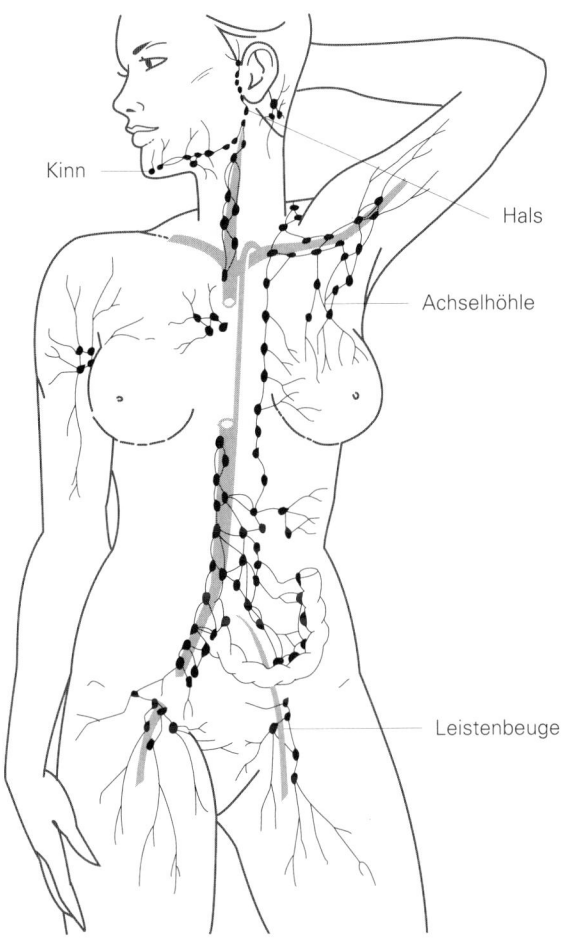

Steißbeinprellung

Bei einer Steißbeinprellung ist es wichtig, sie so schnell wie möglich zu behandeln, um eine starke Schwellung des umliegenden Gewebes zu verhindern und den Schmerz zu lindern.

Bitte beachten Sie: Vor der Behandlung müssen Sie vom Arzt abklären lassen, ob ein Steißbeinbruch vorliegt. In diesem Fall ist die Lymphdrainage nicht angezeigt.
Bei dieser Behandlung werden die Griff-Techniken 1, 2 und 4, Seite 34 und 35, angewendet.

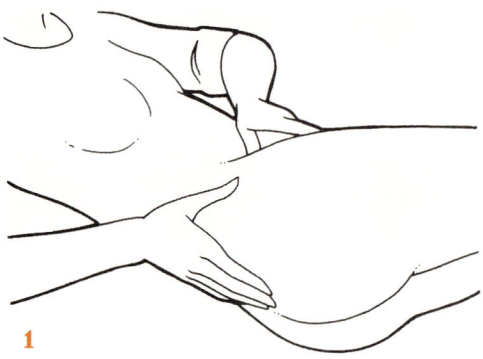

1

Dauer der Behandlung: 30 bis 45 Minuten.

Die Behandlung

● Beginnen Sie mit der Entleerung der Halslymphknoten (→ Seite 36).

● Legen Sie sich auf eine Körperseite, legen die eine Hand in die Leistenbeuge auf die Lymphknotensammelpunkte (→ Zeichnung 1), die andere Hand nach hinten oberhalb des Steißbeins und nähern Sie sich langsam und sehr sanft pumpend der schmerzenden Stelle.

Wichtig: Behandeln Sie die Stelle nur mit äußerst sanftem Druck, damit es nicht zu einer verstärkten Schwellung kommt.

● Legen Sie sich auf die andere Körperseite, und legen Sie die andere Hand wie zuvor in die Leistenbeuge sowie oberhalb des Steißbeins auf und führen Sie die Behandlung entgegengesetzt aus.

Brüche

Vor allem Körperteile, die länger eingegipst waren, bedürfen der Aktivierung des Lymphflusses nach der langen Bewegungseinschränkung.

Bitte beachten Sie: Bei Bruchverletzungen dürfen Sie die Lymphdrainage nur in Abstimmung mit Ihrem behandelnden Arzt ausführen. Sprechen Sie bitte auch den Zeitpunkt des Behandlungsbeginns mit ihm ab.
Bei dieser Behandlung werden die Griff-Techniken 1, 2, 3 und 4, Seite 34 und 35, angewendet.

Die Behandlung

● Beginnen Sie mit der Entleerung der Halslymphknoten (→ Seite 36).

● Bei einem Armbruch behandeln Sie zuerst die Lymphknotensammelpunkte in der Achselhöhle (→ Zeichnung 1).
Wurde der Arm eingegipst, massieren Sie mit der flachen Hand sanft pumpend herzwärts bis zum Gips. Verschieben Sie die Hände auf der Haut dabei nicht.

● Bei einem Beinbruch massieren Sie zuerst die Lymphknotensammelpunkte in der Leistengegend (→ Zeichnung 2) und danach Punkt für Punkt herzwärts bis zum Gipsansatz.
Sobald der Gips abgenommen wurde, können Sie das Bein in der auf Seite 60 (Stauungen in den Beinen) angegebenen Weise behandeln.

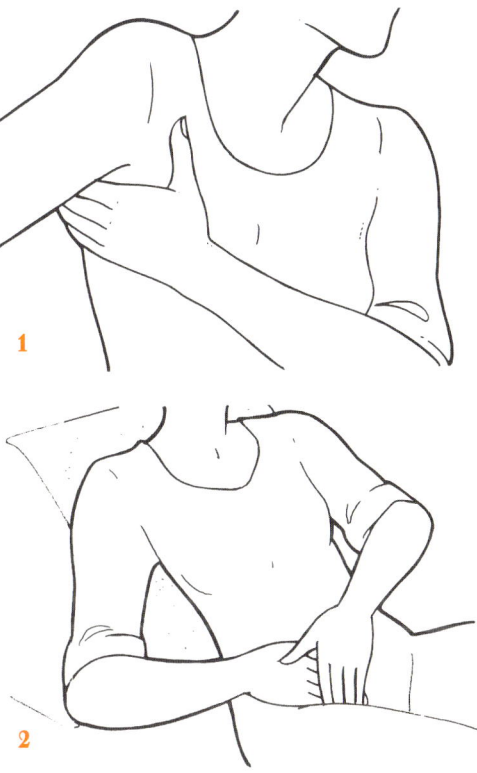

● Es ist wichtig, auch das gesunde Bein zu behandeln.

Dauer der Behandlung: 20 bis 30 Minuten.

Nervosität, Konzentrationsschwäche, Schlafstörungen

Viele Erwachsene und sogar Kinder sind nervös, unkonzentriert oder haben Schlafstörungen. Ursachen dafür gibt es mehr als genug, etwa die einseitige Belastung am Arbeitsplatz durch das Sitzen vor dem Computer, bei Kindern die andauernde Überforderung durch die Schule. Die Lymphdrainage ist hier eine große Hilfe.
Bei dieser Behandlung werden die Griff-Techniken 1, 2 und 4, Seite 34 und 35, angewendet.

Die Behandlung

● Beginnen Sie mit der Entleerung der Halslymphknoten (→ Seite 36).

● Legen Sie beide Hände flach vor dem Ohr an und führen eine sanfte Pumpmassage zum Herzen hin aus (→ Zeichnung 1).

● Die Hände rutschen zur Gesichtsmitte, die Handballen liegen auf den Wangen, die Finger auf der Stirn über den Augen (→ Zeichnung 2). Mit der Handfläche massieren Sie zu den Lymphknoten neben den Ohren, während die Finger zu den Schläfen massieren.

● Legen Sie die Handballen auf die Schläfen, die Finger greifen über den Kopf und wandern wieder nach vorne, um über den Augen auf der Stirn zum Liegen zu kommen (→ Zeichnung 3). Massieren Sie Punkt für Punkt mit den Fingern immer am Mittelscheitel entlang, mit flach aufgelegten Händen den Kopf umschließend, über den Hinterkopf (→ Zeichnung 4).

● Schließen Sie die Behandlung ab mit der Entleerung der Halslymphknoten (→ Seite 36).

Dauer der Behandlung: 20 bis 30 Minuten.

Nervosität, Konzentrationsschwäche, Schlafstörungen

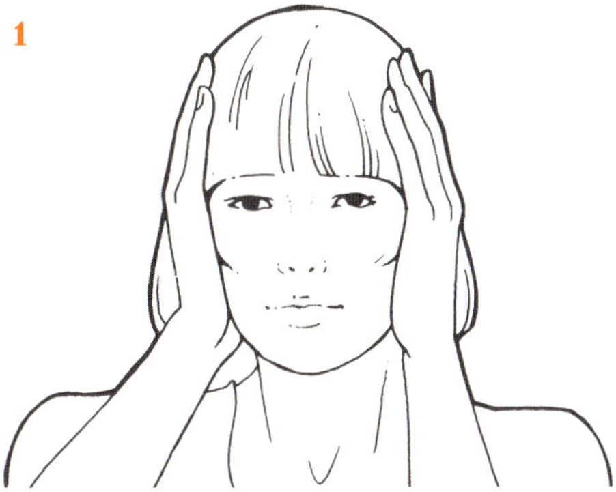

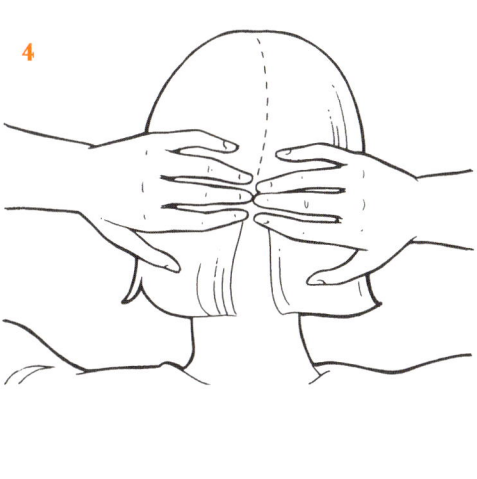

73

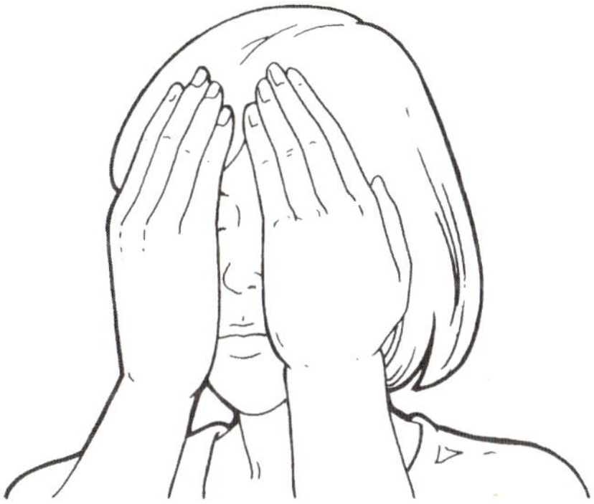

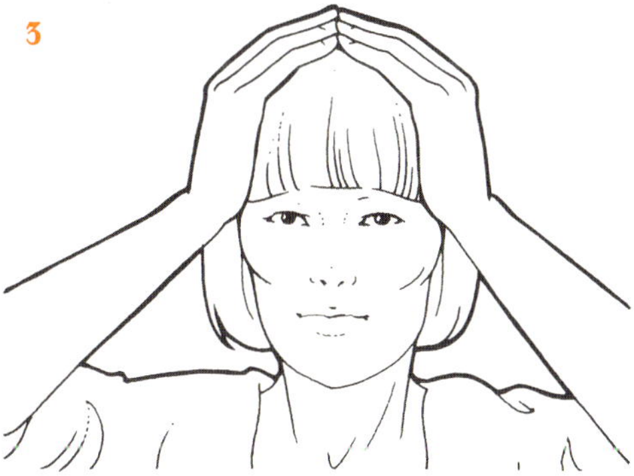

Zum Nachschlagen

Beschwerden- und Sachregister

Abbauprodukte (Stoffwechsel-
schlacken) 24, 26
Abflußsystem 19
Abgabe von Kohlendioxid 15
Abtransport der Stoffwechsel-
produkte 17
Abtransport überschüssiger
Gewebsflüssigkeit 19
Abtransport von Abfallstoffen 24
Abwehrstoffe (Antikörper)
20, 22
Abwehrsystem (Immunsystem)
18, 19, 20, 22, 25, 26
Abwehrzellen 22
Achselhöhle 68
Akne 44
Aktivierung des Stoffwechsel-
geschehens 26
akute Ohrenentzündung 50
akute Venenentzündung 27
Alkohol 29, 32
Allergie 44, 54
allergieauslösende Stoffe 46
allergische Reaktion 38, 48
Aminosäuren 9
Amylase (kohlenhydratabbauen-
de Verdauungsenzyme) 13
Anämie (Blutarmut) 12
Antikörper (Abwehrstoffe)
20, 22
Antikörper-Strukturen 22
Aorta (Körperschlagader)
(Abbildung 21), 17, 18, 19
Arbeitsgewohnheiten 62
Armbruch 71
Arterien (Schlagadern) 16, 18
Arteriosklerose 10
Arthritis 64, 66
Arthrose 64
Asthma 28, 31
Atemeinschränkung 54
Atemluft 15
Atemmuskulatur 15

Atemwege 15
Atemzentrum 15
Atmung 7, 14, 29
Atmungsorgane 14, 17
ausgetrocknete Schleim-
häute 39
Ausscheidung (Exkretion) 7

Bakterien 22
Ballaststoffe 8, 11, 12
Bauchorgane 17
Bauchschmerzen 58
Beckenbereich 58
beginnende Erkältung 52
Behandlungsregeln 32
Beinbruch 71
Belastung, einseitige 62, 72
Beschwerdebilder 31, 36
Bewegung 29
Bewegungseinschränkung 71
Bewegungsmangel 24
Bewegungsvorgänge 7
Blähungen 57
Blinddarm 19
Blockaden 40
Blut 14, 15, 16, 17, 18, 20, 22, 24
Blut, sauerstoffarmes 17
Blut, sauerstoffreiches 17
Blut, venöses 19
Blutadern (Venen) 16
Blutarmut (Anämie) 12
Blutbahn 11, 15
Blutdruck, niedriger 32
Blütenpollen 46
Blutfarbstoff (Hämoglobin) 17
Blutflüssigkeit 17
Blutgefäße 10, 15
Blutgefäßsystem 16, 17, 18, 24
Blutkörperchen, rote
(Erythrozyten)15, 17
Blutkörperchen, weiße 20, 22
Blutkreislauf 16, 19, 31
Blutsystem 20, 26

Bluttransport 18
Blutung 58
Blutzellen 19
Blutzufluß, vermehrter 25
Bronchien 15, 52, 54
Brüche 25, 68, 71
Brust 56
Brustkrebs 28
Brustlymphgang, großer 26
Brustoperation 28

Cellulite 60
Cholesterin 10
chronische Entzündungen 31

Darm 17
Darmschleimhaut 20
Darmstörung 57
Darmwand 14, 19
Dauerton im Ohr (Tinnitus) 28
Diastole 18
Diät, spezielle 12
Drainage 5
Druckbetonung 35
Druckrichtung 34
Dünndarm 13, 14
Dünndarmwand 19
Durchfälle 57
Durstgefühl 29

Eingriffe, kosmetische 27
einseitige Belastung 25, 62, 72
Eisen 12
Eisenaufnahme 12
Eisenmangel 12
Eisprung 56, 58
eitrige Mandelentzündung 52
Eiweiß 8, 13
Eiweiß, pflanzliches 9, 12
Eiweiß, tierisches 9
Eiweißgehalt 19
Eiweißstoffe 9, 13
Eiweißüberschuß 9

Beschwerden- und Sachregister

Ekzeme 27
Embolie 27
Empfinden, seelisches 29
Energie 7, 8
Energiebedarf 8
Energielieferanten, konzentrierte 10
Entfernung der Rachenmandeln 52
Entgiftungsorgane 24, 26
Entleerung der Halslymphknoten 34, 36
Entspannung 29, 32
Entstauung der Gewebe 26
entzündliche Veränderungen 25
Entzündung im Hals 52
Entzündungen 31
Enzym 9, 11, 13
Erkältung 38, 54
Erkältung, beginnende 38, 52
Erkältungsanzeichen 38, 54
Ernährung 7, 8, 11, 24, 29
Ernährung, richtige 14
ernährungsbedingte Mangelerscheinungen 8
Ernährungsfehler 8
Ernährungsratgeber 12
ernstere Verletzungen 68
erste Anzeichen einer Erkältung 38
erster Halswirbel 36
Erythrozyten (rote Blutkörperchen) 15, 17
essentielle Aminosäuren 9
essentielle Fettsäuren 10
Eustachische Röhre 50
Exkretion (Ausscheidung) 7

Freizeitgewohnheiten 62
Fett 8, 10, 14, 19
Fette, pflanzliche 10
Fette, tierische 10
Fette, tierische, versteckte 10
Fettsäuren, essentielle 10
Fettsäuren, gesättigte 10

Fettsäuren, ungesättigte 10
Fieber 39, 52, 54
Fisch 12
Fleisch 12
Fluor 12
Flüssigkeit 32
Formaldehyd 54
Fremdkörper 20
Fremdstoffe 18, 25
Frieren 32
frische Kräuter 12
Früchtetee 12, 29

Gallenblase 14
Gallensaft 14
Ganzheit 7
ganzheitliche Zusammenhänge 29
Gasaustausch 7, 14, 15, 16, 17
Gastransport 14, 15, 17
Gastrin 13
Gehirn 10, 15
Gelenke 9
Gelenkentzündung 28
Gelenkerkrankungen 64, 66
Gemüse 11, 12
gereizte Schleimhäute 39
Gesamtatmung 14
gesättigte Fettsäuren (tierische Fette) 10
Geschehen, körperliches 29
Geschwüre 25
Gesellschaft für Lymphdrainage 28
Gesichtshaut, welke, müde 44
Gesichtsschwellungen 44
Getränke, alkoholische 29
Getreide 12
Gewebe, lymphatisches 18
Gewebsflüssigkeit 18, 19, 20
Gicht 9
Gifte 20
Granulozyten 20

Grenzen der Selbstbehandlung 31
Griff-Techniken 33, 34
Griffe 33
großer Brustlymphgang 26
Gürtelrose 28

Haaransatz 36
Haarausfall 48
Haarausfall, kreisrunder 48
Haargefäße (Kapillaren) 16, 18, 24
Halbkreis-Bewegung 34
Halschmerzen 52
Halslymphknoten (Abbildung 21), 25, 36
Halswirbel, erster 36
Haltung 30
Hämoglobin (Blutfarbstoff) 17
Handinnenfläche 35
Harnsäure 9
Harnstoff 9
Hauptlymphgefäß 19
Haushaltszucker 11
Haut 36
Haut, unreine 44
Hautatmung 14, 33
Hautkontakt 34
Hautveränderungen 31
Hautverhärtung 28
Herzvorhof 16
Herz 16, 17, 18, 19, 33, 34
Herzausdehnung 18
Herzinsuffizienz 31
Herzkammer 16
Herzschwäche 44, 60
Heuschnupfen 38, 40
Hohlvene, untere 17
Holzschutzmittel 54
Hormone 18
Hormonstörungen 44
Hörsturz 28
Hüftarthrose 64
Hülsenfrüchte 9
Husten 54
Hypotonie 31

75

Beschwerden- und Sachregister

Immunreakrion 22
Immunsystem
  (Abwehrsystem) 20, 22
Infekte und Reizzustände der
  oberen Luftwege 54
Infektion 20, 38, 50

Jod 12
Jodmangel 12
Joule 8

Kaffee 29
Kalium 12
Kalorien 8
Kalzium 12
Kammer, linke 17
Kapillaren (Haargefäße)
  16, 18, 24
Kapillarwand 15
Kathepsin 13
Klappenventile 19
Kleidung 33
Knieathrose 64, 66
Knochenbrüche 27
Knochenmark 19, 20, 22
Kohlendioxid 7, 14, 15
Kohlenhydrate 8, 10, 11, 12, 13
Kontraktion 18
Konzentrationsschwäche 72
Konzentrationsgefälle 15
Konzentrationsverhältnisse 17
konzentrierte Energie-
  lieferanten 10
koordinierte Regulation 18
Kopfschmerzen 40
Körper-Kreislauf 16
körperfremder Stoff 22
Körperhaltung 30
körperliche Leistung 15
körperliches Geschehen 29
Körperschlagader (Aorta)
  17, 18, 19
Körpersubstanz 7
Körpertemperatur 17
kosmetische Eingriffe 27

Krampfadern 60, 64
Krankenkassen 28
Krankheitserreger 18, 20, 22, 52
krankmachende Micro-
  organismen 20
Kräuter, frische 12
Kräutertee 12, 29
Kreatin 9
kreisende Pump-
  bewegungen 35
Kreislauf 7
kreisrunder Haarausfall 48
Kropf (Schilddrüsen-
  vergrößerung) 12
Kupfer 12

Langlaufen 29
Lebensgewohnheiten 62
Lebensmittel, naturbelassene 11
Lebensprozesse 7, 8
Lebensvorgänge im Körper 7
Lebensweise 29
Leber 14, 24, 26
Leistenbeuge 35, 68
Leistung, körperliche 15
linke Kammer 17
linker Vorhof 17
linkes Herz 16
Luftröhre 15
Lungen 15, 16
Lungen-Kreislauf 16
Lungenarterien 17
Lungenatmung 14, 15
Lungenbläschen 15
Lungenembolie 31
Lungenödem 31
Lungenvenen 17
Lymphabflüsse 34, 68
Lymphabflußstellen 33
lymphatische Organe 18, 19, 20
lymphatische System 22
lymphatisches Gewebe 18
Lymphbahnen 19, 22, 26, 33
Lymphdrainage 5, 16, 26, 27,
  28, 29, 30

Lymphdrainage, Gesellschaft
  für 28
Lymphdrainage, praktische
  Ausführung 32
Lymphdrainagepraxen 28
Lymphe 5, 14, 16, 18, 19, 24,
  25, 26, 33, 36
Lymphfluß 25, 26, 29, 30
Lymphfluß, verminderter 24
Lymphgefäße 19, 27, 33
Lymphgefäßsystem 16
Lymphknoten 19, 20, 22, 25, 33
Lymphknotensammelpunkte
  (Abbildung 21), 33, 66
Lymphkreislauf 29, 36
Lymphödem 24
lymphoretikoläres System 22
Lymphozyten 19, 20, 22
Lymphplasma 18
Lymphstauungen 24, 25, 27,
  28, 30, 33
Lymphstauungen im unteren
  Beckenbereich 58
Lymphsystem 5,, 18, 19, 20,
  22, 24, 26, 28, 29
Lymphwege 25
Lymphzellen 18

Magen 13
Magen-Darmstörungen 27
Magensäure 13
Magnesium 12
Mandelentzündung, eitrige 52
Mandeln 19, 20, 22, 54
Mandeln, eitrige 52
Mangan 12
Mangelerscheinunegen 12
Mangelerscheinungen,
  ernährungsbedingte 8
Mangelkrankheiten 11
Mangelzustände 9
Massage 34
Menstruation 56, 58
Menstruationsbeschwerden, 58
Migräne 40

Beschwerden- und Sachregister

Migräneanfall 40
Migräneschübe 40
Mikroorganismen, krankmachende 20
Milben 46
Milchprodukte 9, 12
Milz 19, 20, 22
Mineralstoffe 8, 12
Mineralstoffmangel 48
Mineralstoffverlust 12
Mineralwasser 12, 29
Mischkost 8
Mittelohr 50
Molekülkomplexe 22
müde, welke Gesichtshaut 44
Muskeln 7

Nährstoff-Gehalt 12
Nährstoffe 8, 9, 10, 13, 24
Nahrung 8, 10, 11, 12, 13, 14
Nahrungsmittel 9, 12
Nährwert-Tabelle 12
Narben 25, 27
Narbenbild 27
Nase 46, 50
Nase, verstopfte 39
Nasen-Rachen-Raum 50
Nasenjucken 46
Nasennebenhöhlen 52
Nasenschleimhaut 39, 52
naturbelassene Lebensmittel 11
Nerven 10
Nervensystem, vegetatives 32
Nervenzellen 7, 15
Nervosität 72
niedriger Blutdruck 31, 32
Niere 24, 26
Nierenschwäche 44
Nierenstörungen 60
Nießen 46

Obst 11, 12
Obstsaft 29
Ödeme 28, 31

offene Beine (Unterschenkelgeschwüre) 27, 68
offene Wunden 27
Ohren 50
Ohrenentzündung, akute 50
Ohrenschmerzen 50
Olivenöl 10
Operationen 25
Organe, lymphatische 18, 19, 20
Oxidationsvorgänge 14

Pepsin 13
Periode 58
Peyersche Platten 19, 22
pflanzliche Fette (ungesättigte Fettsäuren) 10
pflanzliches Eiweiß 9, 12
Pfortader 17
Pollenflugzeit 46
Prellungen 25, 68
Pufferung 17
Pulswelle 18
Pumpbewegung 32, 33
Pumpbewegungen, kreisende 35
Pumpen 33
Pumprichtung 34
Pumpwirkung 34, 35, 36

Rachenmandeln 52
Radfahren 29
Reaktion, allergische 38, 48
rechter Vorhof 17
rechtes Herz 16
Reflexzonenmassage 30
Regeneration, schnelle 27
Regulation, koordinierte 18
Resorbtion 7, 13
Rheuma 9, 28
richtige Ernährung 14
Rohkost 12
Rohmilch (Vorzugsmilch 9
rote Blutkörperchen (Erythrozyten) 15, 17
rotes Knochenmark 20
Ruhezustand 15

Salzsäure 13
Sammellymphknoten 19
Sauerstoff 7, 14, 15, 17, 24
sauerstoffarmes Blut 17
Sauerstoffaufnahme 14
sauerstoffreiches Blut 17
Sauerstoffverbrauch 15
Sauerstoffversorgung 17
Sauerstoffzufuhr 14
Saug-Pump-Griff 35
Saug-Pump-Kreisbewegungen 35
Saugwirkung 35
Schadstoffe 20
Schaltzentrale des Lymphkreislauf 36
Schilddrüse 52
Schilddrüsenfunktionsstörungen 31
Schilddrüsenvergrößerung (Kropf) 12
Schlackenstoffe 24
Schlafstörungen 72
Schlagadern (Arterien) 16
Schlaganfall 28
Schleimabsonderungen, wäßrige 46
Schleimbeutelentzündung 28
Schleimhäute, ausgetrocknete 39
Schleimhäute, gereizte 39
Schluckvorgang 13
Schlüssel-Schloß-Prinzip 22
Schlüsselbeingrube 33, 36, 68
Schlüsselbeinvene 26
Schmerzen nach einer Zahnextraktion 42
Schmerzen 32, 68
Schmerzen, ziehende 56
schnelle Regeneration 27
Schwangerschaft 57
Schwellung 68
Schwellungen 24
Schwimmen 29
Schwindelgefühl 32

Beschwerden- und Sachregister

seelisches Empfinden 29
Sehnenscheidenentzündung 62
Selbstbehandlung 33
Selbstheilungskräfte des
 Körpers 26, 31
Selbstreinigungskräfte des
 Körpers 26, 31
Skorbut 11
Spannung 29
Spannungsgefühle in der
 weiblichen Brust 56
Speichel 13
Speisebrei 13
Speiseplan 9
Speiseröhre 13
spezielle Diät 12
Spurenelemente 8, 12
Stärke 11, 13
Staub 46
Stauungen in den Beinen 60
Stehende Kreise 34
Steißbeinbruch 70
Steißbeinprellung 70
Stirnhöhlen 52
Stoff, körperfremder 22
Stoffaustausch 7
Stoffe, allergieauslösende 46
Stoffwechsel 7, 8, 11, 24
Stoffwechselschlacken
 (Abbauprodukte) 26
Stoffwechselstörung 44, 48
Stoffwechselvorgänge 8
Strahlentherapie 28
stumpfe Verletzungen 68
System, lymphatisches 18, 22
System, lymphoretikoläres 22
Systole 18

Tee 29
Temperaturausgleich 17
Tennisarm 62
Thrombose 27, 31
Thymusdrüse 19, 20
tierische Fette
 (gesättigte Fettsäuren) 10

tierische Fette, versteckte 10
tierisches Eiweiß 9
Tinnitus (Dauerton im
 Ohr) 28
Tränensäcke 44
Transportmittel 18
Trigeminusneuralgie 28
trinken 29
Tuberkulose 31
Tumore 31
Tunnelsyndrom 28

Übelkeit 32
Überforderung 72
Überkreuzgriff 34
Überlastungen, einseitige 25
Überreaktion der Schleim-
 häute 46
Umweltgifte 54
ungesättigte Fettsäuren
 (pflanzliche Fette) 10
unreine Haut 44
untere Hohlvene 17
Unterleib 58
Unterschenkelgeschwüre
 (offene Beine) 27

vegetatives Nervensystem 32
Venen (Blutadern) 16, 18
Venenblut 26
Venenentzündung, akute 27
venöses Blut 19
Ventilsysteme 18
Veränderungen, entzünd-
 liche 25
Verbrennungsvorgänge 14
Verdauung 8, 12, 13, 19
Verdauungsarbeit 13
Verdauungsenzyme,
 eiweißverdauende 13
Verdauungsenzyme, kohlen-
 hydratabbauende (Amylase) 13
Verdauungshormon 13
Verdauungsvorgang 13
Vergiftung 48

Verhärtungen 24
Verkrampfungen 40, 58
Verletzungen 27, 68
Verletzungen, stumpfe 68
vermehrter Blutzufluß 25
verminderter Lymphfluß 24
Verschleimung der Bronchien 54
Versorgung des Körpers 14
Verspannungen 40, 58
Verstauchungen 25, 68
versteckte, tierische Fette 10
verstopfte Nase 39
Viren 22
Vitamin-Zufuhr 10
Vitamine 8, 10, 11, 12
Vitaminmangel 10, 48
Vorhof, linker 17
Vorhof, rechter 17
vormenstruelle Phase 58

Wärme 29
Wasser 7
Wasseransammlung 44
Wassergehalt 19
wäßrige Schleimab-
 sonderungen 46
weiße Blutkörperchen 20, 22
Wirbelgelenkentzündung 28
Wirbelsäulenversteifung 28
Wohngifte 54
Wunde, offene 27, 68
Wundheilung 42, 68
Wundinfektion 42

Zähne 13
Zellatmung 14
Zellen 14
Zellstoffwechsel 7
ziehende Schmerzen 56
Zink 12
Zucker 11, 29
Zusammenhänge,
 ganzheitliche 29
Zusatzatmung 14
Zwerchfell 30

Bücher, die weiterhelfen

Asdonk, J.: Zur Theorie und Praxis der Manuellen Lymphdrainage nach Dr. Vodder, Bd. 1; Haug Verlag, Heidelberg.
Elmadfa/Aign/Fritzsche: GU Kompaß Nährwerte; Gräfe und Unzer Verlag, München.
Gerz, W.: Gesundheit & Sport; sportinform-Verlag, Oberhaching.
Hopfenzitz, P.: GU Kompaß Mineralstoffe; Gräfe und Unzer Verlag, München.
Ingham, E. D.: Geschichten, die die Füße erzählen können, Schritte zur besseren Gesundheit; Drei Eichen Verlag, München.
Keshava D., Jenny E.: Yoga – Grundkurs für Anfänger; Gräfe und Unzer Verlag, München.
Metzner, K.: Shiatsu – Heilsame Berührung; Gräfe und Unzer Verlag, München.
Pahlow, M.: Der große GU Ratgeber Heilpflanzen; Gräfe und Unzer Verlag, München.
Pospisil, E.: GU Kompaß Cholesterin; Gräfe und Unzer Verlag, München.
Sivananda Yoga Zentrum (Hrsg.): Yoga für alle Lebensstufen – in Bildern; Gräfe und Unzer Verlag, München.
Schwenk, T.: Das sensible Chaos; Verlag Freies Geistesleben, Stuttgart.
Stumpf, W.: Der große GU Ratgeber Homöopathie; Gräfe und Unzer Verlag, München.
Unger-Göbel, U.: GU Kompaß Vitamine; Gräfe und Unzer Verlag, München.
Wagner, F.: Reflexzonen-Massage leicht gemacht; Gräfe und Unzer Verlag, München.
Wagner, F.: Akupressur leicht gemacht; Gräfe und Unzer Verlag, München.
Wittlinger, H. und G.: Einführung in die Manuelle Lymphdrainage nach Dr. Vodder, Bd. 1-3; Haug Verlag, Heidelberg.

Adressen, die weiterhelfen

Gesellschaft der deutschsprachigen Lymphologen
　c/o Chirurgische Universitätsklinik, Kliniken Großhadern,
　Marchioninistraße 15, 8000 München 70
Privatklinik Földi, Klinik für Lymphologie, Freiburger Straße 38,
　7824 Hinterzarten
Feldbergklinik, Stabt-Gerbert-Haus, Todtmooser Straße 48,
　7822 St. Blasien
Deutsche Lymphliga e.V., Schlehaid 49, 8261 Marktl

Die Deutsche Bibliothek – CIP-Einheitsaufnahme

Schneider-Siemens, Dorothea:
Zu mehr Wohlbefinden durch Lymphdrainage: die Körpersäfte zum
Fließen bringen – entstauen, entschlacken, entgiften; Steigerung
der Abwehrkräfte bei Alltagsbeschwerden akuter und chronischer
Art; Beschwerdebilder mit Anleitungen zur Selbstbehandlung/
Dorothea Schneider-Siemens. – 1. Aufl. – München:
Gräfe und Unzer, 1992
(GU Ratgeber Leben)
ISBN 3-7742-1569-3

© 1992 Gräfe und Unzer GmbH München
Alle Rechte vorbehalten, Nachdruck, auch auszugsweise, sowie
Verbreitung durch Film, Funk und Fernsehen, durch fotomechani-
sche Wiedergabe, Tonträger und Datenverarbeitungssystme jeder
Art nur mit schriftlicher Genehmigung des Verlages.

Redaktion: Doris Schimmelpfennig-Funke
Lektorat: Birgit Frohn
Zeichnungen: Gerlind Bruhn
Layout und Umschlaggestaltung: Heinz Kraxenberger
Umschlagfoto: Michael Nischke
Herstellung: Renate Hausdorf
Reproduktion und Satz: Typodata GmbH
Druck: Buch- und Offsetdruckerei Wagner GmbH
Bindung: R. Oldenbourg Graphische Betriebe

ISBN 3-7742-1569-3